COMO DOMAR A DOPAMINA

COMO DOMAR A DOPAMINA

Um guia prático para fazer a molécula do desejo trabalhar a seu favor

MICHAEL E. LONG

Traduzido por Paulo Afonso

SEXTANTE

Título original: *Taming the Molecule of More*

Publicado mediante acordo com Harvey Klinger, Inc. e Sandra Bruna Agência Literária, SL.

coordenação editorial: Alice Dias
produção editorial: Livia Cabrini
preparo de originais: Priscila Cerqueira
revisão: Ângelo Lessa e Luis Américo Costa
diagramação: Ana Paula Daudt Brandão
capa: Pete Garceau
adaptação de capa: Gustavo Cardozo
imagens de capa: iStock | bauhaus1000 e NSA Digital Archive
impressão e acabamento: Lis Gráfica e Editora Ltda.

CIP-BRASIL. CATALOGAÇÃO NA PUBLICAÇÃO
SINDICATO NACIONAL DOS EDITORES DE LIVROS, RJ

L839c
Long, Michael E.
Como domar a dopamina / Michael E. Long ; tradução Paulo Afonso. - 1. ed. - Rio de Janeiro : Sextante, 2025.
240 p. ; 23 cm.

Tradução de: Taming the molecule of more
ISBN 978-85-431-1106-3

1. Neurotransmissores. 2. Dopamina. I. Afonso, Paulo. II. Título.

25-98636.0 CDD: 612.82
CDU: 612.821.3

Carla Rosa Martins Gonçalves - Bibliotecária - CRB-7/4782

GMT Editores Ltda.
Rua Voluntários da Pátria, 45 – 14º andar – Botafogo
22270-000 – Rio de Janeiro – RJ
Tel.: (21) 2538-4100
E-mail: atendimento@sextante.com.br
www.sextante.com.br

Para meu pai,
que me mostrou que
o frívolo e o sério
soam melhor quando estão juntos.

SUMÁRIO

PARTE III

RESOLVENDO GRANDES PROBLEMAS, UM DE CADA VEZ

CONCLUSÃO

QUERER MAIS NÃO BASTA

PREFÁCIO

Dr. Daniel Z. Lieberman,
coautor de *Dopamina: a molécula do desejo*

Qual é a lição que fica? Foi essa a pergunta que mais ouvimos após o lançamento de *Dopamina: a molécula do desejo*, livro que inesperadamente se tornou um best-seller internacional. O profundo impacto da dopamina em nossa vida tocou leitores no mundo inteiro, mas muitos ainda ansiavam por um guia que mostrasse como aproveitar o potencial dessa poderosa molécula.

A melhor resposta que encontramos na época foi: "A lição que fica é o conhecimento." Não era o que nossos agentes ou nossa editora queriam ouvir, mas foi o suficiente para incentivar um debate global.

À medida que os anos passavam, recebíamos cada vez mais pedidos de um segundo livro. Os leitores não queriam apenas *entender* a dopamina: queriam aprender estratégias para aproveitá-la melhor em diversas áreas da vida. Assim, Mike e eu nos sentamos para discutir uma continuação. Como nossas carreiras haviam evoluído desde aquela parceria, decidimos abordar o segundo volume de um modo diferente: aproveitando os pontos fortes de cada um. Fiz grande parte das pesquisas, vasculhando estudos que nos ajudassem a entender e a controlar melhor a influência da dopamina no dia a dia. Durante muitos meses trabalhamos juntos nos primeiros rascunhos. Quando, porém, chegou a hora de transformar esse trabalho inicial num livro, Mike assumiu o comando.

Escritor com experiência em vários gêneros e respeitado professor da Universidade de Georgetown, Mike tem a capacidade única de elucidar assuntos complicados com o talento de um contador de histórias. Sua formação em ciências exatas e sua vasta experiência em escrever roteiros, romances e memórias lhe conferem a habilidade de transformar conceitos abstratos em narrativas praticamente literárias. Esse é um talento essencial quando o assunto de que vamos tratar é tão complexo quanto aprender a transformar a energia indomável da dopamina numa poderosa aliada.

Esta continuação aborda corajosamente a dopamina como a faca de dois gumes que ela é: uma fonte de inspiração e genialidade e, ao mesmo tempo, um convite a acessarmos nossos instintos mais primitivos. Mike apresenta as estratégias mais promissoras para calibrar a balança da dopamina a favor da satisfação duradoura, e não do prazer imediato.

Este livro não oferece respostas fáceis, porque elas geralmente falham quando confrontadas com as complexidades da vida. Em vez disso, analisa as respostas difíceis - que revelam caminhos mais produtivos para nossa energia e nossa perseverança. A dopamina é poderosa e inteligente. Fazê-la funcionar requer esforço, mas isso não basta. É preciso também entender seus truques - e saber driblá-los.

Você aprenderá a controlar a dopamina para não ser controlado por ela. Aprenderá a prestar atenção nas coisas certas, a perseverar quando necessário e a viver melhor. Prepare-se para ser guiado pelo labirinto da mente enquanto descobre os segredos da molécula do desejo.

Existem duas tragédias na vida. Uma é não conseguir o que seu coração deseja. A outra é conseguir.

– George Bernard Shaw, *Homem e super-homem*

Introdução

BUSCAREMOS RESPOSTAS... E ALGO MAIS

A substância química mais importante para o cérebro humano é a dopamina.

Isso não significa que outros neurotransmissores sejam insignificantes. Na verdade, são vitais. A serotonina é essencial para o tratamento da depressão. A endorfina afeta o ânimo e ajuda a controlar a dor. A oxitocina é fundamental para o sexo, o apego e o comportamento maternal. Para lidar com a ansiedade, com transtornos alimentares e com traumas – só para citar alguns exemplos –, precisamos que diversas substâncias químicas cerebrais atuem simultaneamente.

Quando, porém, lidamos com a experiência diária da vida moderna, o melhor ponto de partida é a dopamina. Ela é a chave para entendermos nossos impulsos e nossas reações. Se você quer melhorar seu comportamento e sua maneira de ver o mundo, ignore os outros neurotransmissores e comece por aqui. Quer ter relacionamentos mais saudáveis? *Dopamina.* Quer separar luxúria de afeto? *Dopamina.* Quer evitar comportamentos de risco? *Dopamina.* Quer resistir à pornografia on-line, à infidelidade, às redes sociais, às notícias sensacionalistas, às drogas? *Dopamina.* Quer parar de desistir de tudo, de procrastinar ou de priorizar o trabalho em detrimento da família? *Dopamina, dopamina, dopamina.*

Quando se trata de fazer escolhas na vida, a dopamina nos leva a conquistas e descobertas. Foi para isso que ela evoluiu, pois conquistas e descobertas nos mantêm vivos. Só que, ao longo desse caminho, também encontramos opções perigosas e prejudiciais – más ideias muito tentadoras. É aí que a dopamina pode nos tirar dos trilhos, nos dizendo a cada passo: *Que tal trocar o que você já tem pela possibilidade de algo ainda melhor?*

A felicidade está logo à frente, diz ela. *Confie em mim.*

Até alguns séculos atrás, o principal desafio de um ser humano era permanecer vivo. Qualquer coisa nova e desconhecida poderia ser perigosa - ou útil, até mesmo vital. Com ameaças e oportunidades a cada passo, o sistema dopaminérgico evoluiu para que tivéssemos um desejo instantâneo, profundo e insistente de investigar qualquer coisa desconhecida e inesperada. A dopamina também evoluiu para combinar esse desejo com a capacidade de planejamento, raciocínio rápido e pensamento criativo quando mais precisamos. É por isso que não apenas somos fascinados pelo desconhecido como nos apressamos em explorá-lo. A dupla atuação da dopamina nos fez prosperar como espécie. Passamos a compreender cada vez mais o mundo à nossa volta e a aplicar o que aprendemos para dominá-lo.

Avancemos para o século XXI. Hoje vivemos praticamente como deuses. Celulares, televisores, fornos de micro-ondas, viagens aéreas, água encanada - enfim dominamos o mundo. A ficção científica, mesmo nas últimas décadas, não conseguiu prever um modo de vida tão espetacular quanto o que alcançamos. Um monarca da época de Shakespeare ficaria atônito ao entrar num supermercado. (Isso se chegasse tão longe. Talvez sofresse um infarto ao ver o carro que o levaria até lá ou as luzes elétricas e mágicas das ruas pavimentadas.) No entanto, todos os dias temos a impressão de que este ou aquele milagre que compõe está ficando um pouco insatisfatório - casamento, emprego, carro, apartamento, televisor, tênis, forma física, conta bancária. É aí que entra a dopamina.

Com certeza dá para melhorar, pensamos. *Quero mais.*

Eis a ironia: a dopamina nos permitiu construir um mundo que atende à maioria das nossas necessidades - até mesmo aos nossos caprichos - e removeu desse mundo quase todas as ameaças imediatas, a ponto de hoje raramente precisarmos ter reações rápidas e intensas como as provocadas por ela. E, como a evolução é uma coisa lenta, temos um novo problema: muito do que a dopamina faz agora é não apenas desnecessário como também problemático. Após cumprirem seus propósitos originais, os superpoderes da dopamina não saíram da cena evolutiva; permaneceram de prontidão. Isso significa que essa substância, no mundo moderno, é muitas vezes a vilã da história.

O funcionamento vital da dopamina, em sua maior parte, ocorre fora da nossa consciência, mas causa problemas onde quer que nossa mente esteja focada. Hoje a dopamina influencia situações nas quais não tem nenhuma contribuição a fazer. Ela aumenta nossas expectativas, concentra nossa atenção em ameaças improváveis e aponta oportunidades duvidosas que acabam destruindo nossa paz de espírito e partindo nosso coração. É estranho que o sistema biológico que nos capacitou a construir um mundo repleto de milagres agora nos transforme, com frequência, em criaturas nervosas e insatisfeitas.

Setecentos anos atrás, o escritor inglês Geoffrey Chaucer escreveu que a familiaridade gera desprezo. É verdade, mas isso é só metade do problema. A familiaridade também gera tédio, e o tédio vem da falta de desafio. Como o ser humano está sempre precisando de um empurrãozinho, o impulso biológico provocado pela dopamina sempre vai prevalecer, ainda que nosso ambiente seja incrível, agradável e seguro. Fomos programados para a inquietação. Tão logo nosso cantinho no mundo deixa de ter surpresas que nos entretenham, começamos a ficar ansiosos. É quando a molécula do desejo nos faz procurar algo novo, numa busca implacável por distração – muitas vezes disfarçada de necessidade genuína.

Esse problema não é novo; é inerente à condição humana. Adão e Eva tinham todo o Jardim do Éden para se divertir e até eles ficaram insatisfeitos. Depois que se chega ao topo, o tédio é só uma questão de tempo.

Não que sejamos impotentes contra esse fenômeno. A dopamina nos faz querer sempre mais, porém cabe a nós decidir se a modulamos, se a rejeitamos ou se nos deixamos levar por ela.

Não é fácil. Precisamos saber refrear a dopamina quando ela nos faz almejar *mais* do que precisamos e deixá-la fazer seu trabalho quando ela promete algo *mais valioso*. Essa habilidade não surge espontaneamente. Para desenvolvê-la, você pode contar com este livro.

Também precisaremos de algo mais: algo que nos lembre a cada passo que esse dilema não se restringe à biologia e à química.

Para resistir às pressões da dopamina, precisamos encontrar um modo significativo de levar a vida. Esse é um desafio para os seres humanos desde que surgimos na Terra. Precisamos aprender a viver uma vida que nos traga paz para hoje e otimismo para amanhã, tudo isso num mundo que parece dificultar as duas coisas. A solução não cairá do céu; temos que encontrá-la.

No filme *Crimes e pecados*, de Woody Allen, um professor interpretado pelo psicanalista Martin Bergmann descreveu o problema de forma memorável:

> *Nós somos as escolhas que fazemos. Na verdade, somos a soma total de nossas escolhas. Os eventos se desenrolam de maneira tão imprevisível, tão injusta, que a felicidade humana não parece ter sido incluída no projeto da criação. Somente nós, com nossa capacidade de amar, damos significado ao universo indiferente. A maioria dos seres humanos parece ter a habilidade de tocar a vida e encontrar alegria em coisas simples como a família, o trabalho e a esperança de que as gerações futuras alcancem um entendimento mais profundo.*[1]

A felicidade humana não parece ter sido incluída no projeto da criação.

Apesar do desejo fervilhante induzido pela dopamina, nenhuma satisfação duradoura estará a caminho e nenhuma sensação de completude estará vinculada aos eventos futuros. Na enxurrada de promessas que a dopamina extrai da vida moderna, nenhuma satisfação é garantida.

Somente nós, com nossa capacidade de amar, damos significado ao universo indiferente.

Ou seja, além do desafio diário da dopamina, precisamos enfrentar também a necessidade, mais profunda, de *significado*.

E precisamos aplacar a tendência muito humana de oscilar entre a expectativa e o desapontamento, uma luta que parece ser um subproduto inevitável do cérebro – o maravilhoso e terrível motor que impulsiona nossa busca por progresso. Para enfrentar melhor os desafios diários da dopamina, nossos mecanismos de defesa já contam com as descobertas da neurociência. Mas, para encontrar significado, precisamos criar uma narrativa que nos ligue a um propósito ao longo da vida.

As lutas diárias e a necessidade de significado estão interligadas. A solução é fazer o que a evolução não fez: encontrar, ou mesmo inventar, um *deus ex machina*, e não é qualquer *deus* que serve. Precisamos encontrar um significado – ou, mais precisamente, uma busca por significado – que nos ajude a lidar com os desafios que nos chegam todo dia, toda hora, junto com a dopamina.

O segredo da vida, como cantou James Taylor, é aproveitar a passagem do tempo. Ou, como um jovem sábio disse certa vez: "A vida passa muito rápido. Se você não curtir de vez em quando, ela passa e você nem vê."[2] Temos que parar de perseguir as promessas do amanhã como se o hoje não tivesse tanta importância. Devemos nos alegrar não apenas com as possibilidades, mas também com o que já temos. Ao longo do livro vamos aprender a domar o mecanismo biológico que associa o progresso contínuo à insatisfação persistente, mas não vamos parar por aí. Nossas lutas e glórias, juntas, precisam significar algo maior. Uma vida bem vivida equilibra o querer e o ter.

É irônico. Somos dominados pelo impulso de conquistar tudo que aparece diante de nós, e o antídoto para isso é justamente procurar por algo... *mais*.

A Parte I deste livro explica o que a dopamina faz e como funciona. Ao aprender mais sobre esse neurotransmissor e seus sistemas cerebrais, você compreenderá melhor a ciência por trás de grande parte da nossa experiência cotidiana. Mais adiante, quando discutirmos maneiras de lidar com os desafios da dopamina, essas informações serão de grande ajuda.

A Parte II descreve estratégias para você liberar mais ou menos dopamina de modo geral. Ali você encontrará métodos para aumentar ou diminuir o impacto da dopamina no seu humor, nos seus impulsos e no seu comportamento. Hoje existem compostos, tratamentos e atividades disponíveis que podem fazer diferença no seu dia a dia. Exploraremos também outros caminhos que estão sendo investigados.

A Parte III ajuda você a lidar com problemas específicos associados à dopamina. Vamos explorar, passo a passo, técnicas para enfrentar os desafios da molécula do desejo. Você vai aprender a controlar melhor os sentimentos e as escolhas que mais o incomodam.

A Conclusão trata do fator mais importante de todos quando o assunto é dopamina. Após termos abordado problemas específicos e suas soluções, encontraremos um jeito de lidar com os sentimentos profundos, frequentes e intensos que dão origem a esses problemas. Para isso, vamos fundir a neurociência com algo igualmente significativo do reino das ideias. Juntos vamos rever nossa velha forma de levar a vida, de modo a nos sentirmos mais satisfeitos e completos.

As próximas páginas vão surpreendê-lo – no bom sentido. É possível se sentir melhor, e o primeiro passo é se comprometer com isso. O esforço valerá a pena.

POR ONDE COMEÇAR?

O objetivo do primeiro livro, *Dopamina: a molécula do desejo*, era mostrar a surpreendente e profunda influência da dopamina em nossa vida e nossa cultura. O objetivo agora é equipar você com estratégias para melhorar essa influência em sua vida diária. As recomendações que você encontrará aqui provêm de pesquisas revisadas por especialistas nas áreas da medicina e da psicologia. Também conversei longamente com o coautor do primeiro livro, o psiquiatra Dan Lieberman, cuja especialidade há muitos anos tem sido ensinar às pessoas métodos práticos para se sentirem melhor.

Talvez você queira se sentir melhor agora mesmo, mas não consiga identificar com clareza quais dos seus problemas estão relacionados à dopamina. Então vejamos cinco técnicas simples para começar. Com mais autoconfiança e menos ansiedade, você ficará mais perto de domar a molécula do desejo.

Pratique exercícios físicos. Está comprovado que exercitar o corpo aumenta a boa atividade da dopamina e nos motiva a continuar nos exercitando (por meio do sistema dopaminérgico de recompensa, que discutiremos na Parte I). De quebra, a atividade física regular ainda melhora o humor, o autocontrole e a autoestima.

Durma bem. Noites maldormidas parecem diminuir os efeitos positivos da dopamina ao reduzir a disponibilidade dos receptores que lhe permitem funcionar - pense nisso como uma cidade com muitos carros, mas sem vias de circulação suficientes.[3] Bons hábitos de sono ajudam a resolver esse problema. Além disso, o sistema de dopamina está ligado aos nossos ritmos circadianos - os ciclos de 24 horas do corpo e do cérebro. Prejudicar um sistema pode afetar o outro. Portanto, o sono ajuda a dopamina a funcionar melhor e isso influencia os ritmos circadianos relacionados à visão, ao olfato, a certos tipos de função motora, aos sistemas de recompensa e ao equilíbrio geral entre os sistemas do organismo.[4]

Ouça música. Nesse caso, o prazer parece ser o segredo. Quando você curte um som, várias vias de recompensa ligadas à dopamina são ativadas no cérebro (inclusive, por motivos ainda não muito claros, vias associadas à sobrevivência). Além disso, músicas complexas com variações frequentes de estilo, elementos e volume tendem a criar mais atividade neural do que músicas mais simples.[5] Então é fácil estimular os bons sentimentos associados à dopamina: coloque sua playlist favorita para tocar.*

Aprenda a ficar parado. Tipos específicos de meditação podem estimular a dopamina. Tente a ioga nidra, que na verdade está mais para um estado entre a vigília e o sono, uma forma de concentração profunda. Não é necessário se envolver com os aspectos espirituais

---

* Por que gostamos de música, para início de conversa? Um dos motivos pode estar relacionado à surpresa. Desde cedo, aprendemos como soam as escalas musicais e reconhecemos a tensão e o relaxamento que sentimos enquanto o músico transita entre os acordes. Gostamos das músicas que exploram essas expectativas. Graças à ação da dopamina, nos sentimos bem diante de surpresas positivas, e talvez por isso algumas músicas nos agradem tanto: elas atendem às nossas expectativas e até as excedem, com melodias, tons ou acordes surpreendentemente agradáveis.

e filosóficos da ioga. Você pode praticar essa técnica apenas pelos efeitos no seu corpo, mas provavelmente precisará de ajuda. A internet está cheia de instruções vagas como "Visualize seu objetivo" e "Encontre um lugar seguro em sua mente" - o que não ajuda muito. Em vez disso, tente fazer uma meditação guiada: encontre alguém, pessoalmente ou no YouTube, que tenha experiência com ioga nidra e possa ensinar você a chegar lá.

Pelo menos dois estudos indicam que a ioga nidra aumenta nossa atividade dopaminérgica (assim como a ioga em geral). Normalmente, esse aumento leva a um maior engajamento com o mundo exterior, mas não no caso da ioga nidra, o que é uma coisa boa. Ela parece produzir *menos* engajamento, o que desafoga nossa função executiva - a parte da mente que nos ajuda a planejar, focar, lembrar e realizar diversas tarefas.[6] Outros benefícios da ioga nidra incluem o aumento da serotonina, que ajuda a controlar o humor, e do fator neurotrófico derivado do cérebro (BDNF, na sigla em inglês), que desempenha um papel importante em várias áreas, inclusive na memória de longo prazo.

Alimente-se bem. Uma boa nutrição mantém o corpo em equilíbrio e contribui para que todos os sistemas funcionem corretamente. Isso inclui o sistema dopaminérgico. Uma dieta saudável ajuda o corpo a produzir dopamina; uma dieta menos saudável prejudica essa função. É simples assim.

Não acredite em tudo que ouve sobre alimentos que "elevam a dopamina". Aumentá-la com alguma comida ou bebida "milagrosa" é tão provável quanto obter uma estrela Michelin jogando um pouco de açafrão em seu frango cozido. A menos que você esteja gravemente desnutrido, seu problema de dopamina não se deve à falta de alimentos específicos. Carnes magras, laticínios e verduras podem ser bons para a saúde, mas não farão seu corpo produzir mais dopamina - assim como ter farinha, manteiga e açúcar na despensa não produz biscoitos automaticamente. O mais próximo que temos de alimentos benéficos para a dopamina são frutas, hortaliças e grãos integrais, que estabilizam os níveis de glicose no sangue. A glicose elevada pode estimular desnecessariamente os sistemas de recompensa do cérebro, ao passo que um nível equilibrado ajuda a controlar os impulsos. Por enquanto, em se tratando de dopamina e alimentação, é isso que sabemos.

PARTE I

ENTENDENDO A MOLÉCULA DO DESEJO

Para começar

UM SISTEMA ANTIGO CONTRA UM MUNDO MODERNO

Este livro vai ensinar você a aumentar o impacto da dopamina quando estiver desmotivado, a diminuí-lo quando estiver sobrecarregado e a ajustá-lo quando estiver enfrentando um desafio mais complexo. Siga o passo a passo e obterá ferramentas poderosas para melhorar sua vida. Mas, antes de tentarmos mudar sua relação com a dopamina, voltemos a alguns princípios básicos.

A dopamina desempenha um papel essencial em muitas de nossas ações e reações conscientes, sobretudo nas que envolvem motivação, recompensa e escolha. Os sentimentos que temos e as ações que executamos costumam começar assim: *Está vendo aquela novidade, aquela coisa que você ainda não tem? Vá lá dar uma olhada. Talvez você esteja precisando dela. É provável que ela deixe você mais seguro, mais satisfeito, mais protegido - tudo isso ao mesmo tempo. Siga sua intuição. Não perca tempo!*

O problema é que isso nos torna mais suscetíveis a impulsos e menos propensos a tomar decisões cuidadosas. Somos movidos mais pelo fascínio do que pela evidência, focados no potencial e não na realidade. Nos primórdios da nossa espécie, quando a sobrevivência era uma preocupação constante, fazia sentido estar sempre atento a possíveis riscos e recompensas. Mas, no milagroso mundo moderno, repleto de distrações fantásticas, um sistema assim nos empurra para mil direções, muitas delas destrutivas. Certos apelos têm valor legítimo, mas outros variam de inofensivos a mortais. Nossos desejos costumam estar em conflito com nossas necessidades, e esse conflito é, provavelmente, o que trouxe você a este livro. O desfile incessante de atrações – algumas incríveis, outras nem tanto – tende a nos deixar entediados, insatisfeitos, como se o constante desejo por mais estivesse nos deixando com menos.

Embora os estímulos de hoje sejam muito diferentes daqueles que nossos ancestrais enfrentaram, a reação do sistema dopaminérgico ainda é a mesma. E este é o problema: o sistema dopaminérgico evoluiu para se adequar a um tipo de vida que não vivemos mais. Portanto, temos que adaptar nossas reações, compreendendo o antigo sistema dopaminérgico à luz do conhecimento atual. No próximo capítulo veremos como ele funciona, quais são suas duas partes principais, como nos relacionamos com elas e que benefícios e desafios a dopamina nos traz.

Capítulo 1

FELICIDADE E SOBREVIVÊNCIA

O DILEMA: ESCOLHA A FELICIDADE AGORA... OU ALGO MELHOR DEPOIS

O que é preciso para sobreviver a longo prazo raramente é o que nos faz felizes hoje.

Preciso levantar da cama e ir trabalhar para poder pagar o aluguel, mas prefiro dormir até mais tarde.

Essa salada com legumes vai me fazer bem, mas, fala sério, tem pizza no cardápio!

Eu deveria guardar parte do meu salário para usar numa emergência, mas também posso comprar uma televisão nova agora mesmo.

Nossos dilemas corriqueiros costumam estar entre uma recompensa futura e uma diversão imediata. As coisas que favorecem nossa sobrevivência a longo prazo raramente nos alegram agora, então fazemos concessões. Como indivíduos, seguimos uma dieta saudável, mas nos permitimos um dia de junk food. Como sociedade, concordamos em trabalhar de segunda a sexta, mas folgamos nos fins de semana. Essas grandes e pequenas lutas entre o agora e o depois – entre o prazer e a disciplina – são intrínsecas à experiência humana. Às vezes parece não haver meio-termo: ou se tem uma vida curta e feliz, ou uma vida longa e reprimida.

Mas, se você estiver disposto a se esforçar, há uma boa notícia: embora a infelicidade seja inescapável ao cérebro humano, ela tem seu valor. É um dos maiores motivadores que existem. Não precisamos de muito para começarmos a agir. Em geral, basta a sensação de que há algo melhor pela frente para progredirmos na vida. Muitas vezes decidimos sacrificar um pouco do nosso conforto atual pela possibilidade de trocá-lo por algo melhor, algo maior. Não se trata de uma certeza, mas de um "talvez" (e é bom ter isso em mente).

Cada decisão que tomamos é uma troca entre a felicidade de hoje e o "e se" de amanhã. E só nós decidimos qual deles sacrificar. Em grandes e pequenos momentos, isso determina o que conquistamos e como nos sentimos. É o motor do progresso.

EM OUTRAS PALAVRAS

Estamos o tempo todo escolhendo entre a satisfação de hoje e o valor de amanhã. Isso geralmente nos deixa infelizes, mas vale a pena: a insatisfação nos motiva a evoluir como indivíduos e a criar famílias, organizações e sociedades melhores. Pessoas felizes não precisam aprimorar o mundo ou a si mesmas. É uma verdade desoladora, mas também poderosa, que podemos usar a nosso favor.

A FONTE DO DESESPERO

Esse conflito natural entre recompensa futura e prazer imediato pode nos deixar não só infelizes, mas também desesperados. Em geral, à medida que nossas vitórias perdem o brilho, a vida nos puxa de volta para a tristeza.

Você conseguiu o emprego que queria, mas depois de um tempo se sente insatisfeito e desiludido. Então começa a procurar outro emprego e o ciclo se reinicia.

Aquele vestido de grife que você comprou parecia lindo no provador, mas após uma ou duas festas já não parece tão especial. Você o põe à venda e sai em busca do próximo.

Você só queria que aquela pessoa saísse com você… dormisse com você… casasse com você…

Assim que conseguimos o que queremos, uma incômoda pergunta sempre ressurge: *É só isso?*

Após várias voltas nesse carrossel, começamos a procurar algo além de posses e conquistas – algo que dê à nossa vida um significado mais profundo. Uma das opções é pôr o trabalho acima de tudo, só que a família geralmente sofre com isso e acabamos descobrindo que nossa carreira não é tão gratificante quanto achávamos. Ou então tentamos a abordagem oposta, colocando a família acima do trabalho, mas aí nossa segurança financeira fica abalada ou sentimos falta da rotina profissional, ou nos sentimos solitários quando os filhos crescem e saem de casa. *E agora?* Talvez passemos a dedicar nossa vida a hobbies, redes sociais, viagens, trabalho voluntário, cursos, política, igreja, jardinagem, grupos de condomínio. Mas nada disso funciona. Voltamos ao carrossel do parque de diversões mais inútil do mundo. Andamos em círculos, nos sentindo decepcionados, ou até mesmo deprimidos e ansiosos, tratando mal os outros e a nós mesmos.

EM OUTRAS PALAVRAS

Desejamos, perseguimos e conquistamos. É assim que progredimos na vida. Mas o prazer da conquista é passageiro. O que favorece o progresso também pode causar desespero. Isso revela um dilema básico da existência humana: sucesso e insatisfação estão interligados, talvez inevitavelmente.

UMA ESTRATÉGIA OBSOLETA

Nossos ancestrais viviam num mundo de escassez, instável e feroz. Precisavam estar atentos a cada mudança ao redor, pois qualquer novidade poderia ser uma ameaça, uma refeição ou uma ferramenta. Nosso comportamento evoluiu para assegurar a sobrevivência.

Só que o mundo mudou. Se o ser humano ainda precisasse se defender de predadores e caçar uma presa por dia, faria sentido querer sempre *mais*. Mas esse tipo de ambiente já desapareceu há muito tempo. O mundo do século XXI é um lugar bastante seguro. Não precisamos examinar toda oportunidade possível porque, de modo geral, continuaremos seguros. O que era uma vantagem evolutiva acabou se tornando um fardo na era moderna. Nossa sobrevivência já não depende de um impulso radical para averiguar cada pequeno mistério que cruza nosso caminho.

No entanto, permanecemos profundamente intrigados por cada estímulo e cada possibilidade – e isso muitas vezes prejudica nosso dia a dia. O desejo frequente e intenso de explorar novidades não é útil para quem já tem um teto e comida na geladeira. Acabamos perseguindo muitas coisas desnecessárias e sofremos as consequências disso.

EM OUTRAS PALAVRAS

A curiosidade a respeito de coisas novas já ajudou nossa espécie a sobreviver no passado. No mundo moderno, porém, isso nos torna suscetíveis a distrações desnecessárias, desafiadoras ou até perigosas. É um comportamento exagerado para o modo como vivemos agora. Num mundo seguro e protegido como o nosso, a curiosidade constante pode ser prejudicial.

O NEUROTRANSMISSOR POR TRÁS DE TUDO: A DOPAMINA

A parte do cérebro responsável por tudo isso é alimentada pelo neurotransmissor que já conhecemos, a substância química chamada dopamina. Diante de algo que possa ser útil, a dopamina e seus circuitos nos enchem de otimismo para que investiguemos a situação mais a fundo. Observe, porém, a falta de lógica: essa sensação não é alimentada por fatos, e sim por um valor potencial ainda inexplorado. Com isso, investimos muito esforço numa expectativa vaga. A dopamina nos impulsiona, mas não diz "Vamos pesar os prós e contras". Ela diz: "Pode apostar que é bom! Vamos lá!"

Ou seja, a dopamina nos incita a correr atrás do que *pode* ser bom com a falsa promessa de que *é*.

É assim que a dopamina nos leva a sacrificar coisas boas que já temos por aquilo que apenas *pode* ser positivo. Ela aponta para além do horizonte, para onde ninguém consegue enxergar. Cria a onda que se transforma em tsunami e nos leva a correr riscos, muitas vezes além do bom senso. Jamais nos impulsiona para uma certeza, mas sempre para um *talvez* – que tornará nossa vida melhor, mais segura, mais próspera, mais interessante, mais tudo. Não à toa, eu e o Dr. Dan Lieberman a apelidamos de "molécula do desejo". Por mais maravilhosas que sejam as coisas que já temos, a dopamina nos deixa insatisfeitos com elas e famintos de qualquer novidade. Por isso é tão importante que ela seja entendida e dominada.

Rainn Wilson, que interpretou Dwight Schrute na icônica série *The Office*, é hoje um ator famoso, rico e amado por milhões de fãs. Apesar disso, afirma que, no auge do sucesso, se sentia muito descontente. Era dominado pela sensação de que, mesmo com tudo que tinha, deveria ter mais. Eis o que ele revelou numa conversa com o comediante Bill Maher (grifos meus):

> *Nos muitos anos em que atuei em* The Office, *estive quase sempre infeliz, pois* ***não achava aquilo suficiente****. Agora percebo que estava numa série de sucesso, era indicado ao Emmy todo ano e ganhava muito dinheiro. [...] As pessoas adoravam a série.* ***Mas eu não. Eu pensava: "Por que não sou um astro de cinema?*** *Por que não sou o novo Jack Black ou Will Ferrell? Por que não estou fazendo grandes filmes? [...] Nunca era o bastante."*[1]

Temos aí um caso típico de dopamina em ação. Por mais coisas satisfatórias que você já tenha, a dopamina aponta além do aqui e agora para dizer: "Você ainda não tem aquilo? Pois *aquilo* é o verdadeiro segredo da felicidade. Vá buscá-lo!"

A dopamina faz promessas sem ter certeza de nada. Pense num funcionário parado na porta de um bar tentando atrair clientes para um show de stand-up que está sendo apresentado lá dentro. Ele lhe promete a noite mais engraçada da sua vida, mas esse cara talvez nem tenha assistido ao show! Seu único trabalho é atrair clientes. Será que você vai mesmo gostar das piadas? Ele garante que sim, mas não pode saber com certeza.

Esse funcionário é a dopamina.

A dopamina lhe promete bons momentos porque é isso que sabe fazer. Ela vende ilusões sem se comprometer com a entrega. Afinal, cumprir promessas é função de outra pessoa.

EM OUTRAS PALAVRAS

A dopamina nos leva a buscar qualquer novidade que possa ser útil. O problema é que ela é motivada pela possibilidade, não pela certeza - otimismo em vez de evidências. Isso nos faz perseguir coisas que muitas vezes se revelam frustrantes e sem valor.

OS PARCEIROS DA DOPAMINA: AS SUBSTÂNCIAS QUÍMICAS DO AQUI E AGORA

É importante entender que a dopamina constitui metade de uma parceria fundamental em nosso cérebro. Ela é a substância química do "querer", lida com coisas além do nosso controle imediato – o chamado espaço extrapessoal – e o faz mediante antecipação e planejamento.

A outra metade é formada, literalmente, por todos os outros neurotransmissores. Vamos chamá-los de moléculas aqui e agora (A&As), pois lidam com o espaço peripessoal – dentro do nosso alcance físico imediato. Ao contrário dos prazeres antecipatórios da dopamina, as moléculas A&As nos proporcionam os prazeres consumatórios de ver, ouvir, saborear, tocar e cheirar.

Da próxima vez que você comprar alguma coisa para a qual economizou ansiosamente, preste atenção nos seus sentimentos enquanto a transação está sendo concluída. Esse é o momento em que o lado dopaminérgico da parceria passa para o lado do A&A, quando o sentimento de querer cede lugar à experiência de ter. Você vai sentir a mudança. Como é ligada ao futuro, a dopamina recua. Ligadas aos sentidos, as substâncias químicas das moléculas A&As assumem o controle. Agora que você possui a tal coisa que tanto buscava, seus sentimentos são determinados pela sensação de tocá-la, vê-la, segurá-la, vivenciá-la. Sua expectativa é substituída pela realidade. A busca acabou. A atração dopaminérgica que o trouxe até aqui começa a perder força. O propósito motivacional foi concretizado e o sentimento vai embora. Tudo que resta diante de você é a realidade – o que você finalmente possui.

Essa mudança de sentimentos – a saída do reino da dopamina para o reino do aqui e agora – costuma ser o início de uma eventual decepção. É também quando começamos a compreender o que nos leva, muitas vezes, a ficar entediados com o que já temos.

EM OUTRAS PALAVRAS

A dopamina nos permite lidar com coisas que estão distantes no tempo e no espaço – e pelas quais precisamos planejar e trabalhar para conseguir. O que complementa a dopamina é o conjunto de neurotransmissores que lidam com o presente e o futuro próximo: as substâncias A&As, associadas à experiência de consumir e fazer. A dopamina tem a ver com desejar; as substâncias A&As, com ter.

UM SISTEMA DE ALARME E OUTRO DE CÁLCULO

O sistema dopaminérgico é formado por dois subsistemas. Um deles funciona como uma espécie de alarme; o outro é uma ferramenta de processamento cuja missão é descobrir o que fazer com qualquer coisa que acione esse alarme.*

O impulso que sentimos para investigar uma nova e misteriosa oportu-

* Há um terceiro subsistema de dopamina, que não abordaremos aqui pois lida sobretudo com o controle motor. Se você pesquisar "dopamina" no Google, talvez depare com muitos artigos sobre a doença de Parkinson, que afeta principalmente os movimentos do corpo.

nidade é o *sistema dopaminérgico do desejo* entrando em ação. Quando ponderamos a respeito de algo que esse mecanismo nos apresenta, imaginando possibilidades e cenários, estamos usando o *sistema dopaminérgico de controle*. Desejo e controle operam como parceiros focados no futuro, unindo sentimento e pensamento. O primeiro nos faz querer seguir em frente; o segundo nos capacita a fazê-lo. Começamos com um impulso em estado bruto, depois o processamos com cálculos sofisticados.

Para atingir nossos objetivos, precisamos de ambos, mas é a dopamina do desejo que nos mantém no caminho.* Ela nos "promete" uma sensação incrível se atingirmos determinada meta e alimenta essa motivação ao longo do processo.

O circuito do desejo começa nas profundezas do cérebro, na área tegmental ventral, onde uma grande quantidade de dopamina é produzida, e termina no *nucleus accumbens*, que influencia o humor e o comportamento por meio do sistema límbico. Quando o circuito do desejo é ativado, desejamos coisas que não temos e sentimos motivação, entusiasmo e expectativa.

O circuito do desejo também desencadeia uma experiência intensa e difícil de descrever, algo como o prazer de possuir uma coisa antes mesmo de possuí-la. Essa emoção intermediária costuma ser mais intensa que a sensação de posse. Imagine que você está num restaurante e o garçom põe à sua frente um jantar sensacional. O jantar é seu, mas você ainda não o provou. Essa sensação combina o prazer da expectativa e o prazer da posse sem ser nenhum dos dois. A maior parte da expectativa ficou no passado e a maior parte da posse está no futuro. As duas sensações são boas, mas muito diferentes. Qual delas é melhor? Perguntemos ao Ursinho Pooh:

> *"Bem", disse Pooh, "o que eu mais amo...". Ele precisou parar para pensar, pois, embora comer mel fosse uma coisa muito boa, havia um momento logo antes que era melhor do que quando estava comendo. Mas ele não sabia como esse momento se chamava.*[2]

---

* A molécula de dopamina age de um jeito sobre os receptores no sistema do desejo e de outro no sistema de controle. Como no primeiro livro, "dopamina do desejo" não se refere a um tipo específico de dopamina, mas à atividade que ela exerce no sistema do desejo.

É nesse momento "logo antes" que a dopamina do desejo faz o que faz de melhor: nos motiva com a tentadora promessa de um grande prazer *no futuro*. Ao nos dar um gostinho – uma versão – do que é possível, o circuito do desejo nos motiva a superar os obstáculos entre nós e o objetivo.

Esse é o momento exato em que a dopamina pode nos causar problemas. Tudo que importa para o sistema do desejo é a novidade. O cérebro "quer" essa novidade sem considerar se é uma escolha saudável, sábia ou responsável – não há nenhuma razão imposta ainda, nenhuma deliberação racional. Se só pudéssemos contar com o circuito do desejo (ou se ele estivesse danificado ou fora de sintonia com o restante do cérebro), correríamos atrás de cada coisa nova que encontrássemos.

Por sorte, a dopamina do desejo tem uma parceira, a dopamina de controle, que faz algumas considerações cuidadosas. O circuito de controle se inicia no mesmo lugar em que brota o circuito do desejo, mas segue um caminho diferente. Em vez de liberar a dopamina no sistema límbico, onde nossas emoções básicas são moduladas, ele a direciona para os lobos frontais, onde ocorrem o planejamento e o cálculo. A combinação da motivação do sistema límbico com a ponderação dos lobos frontais é um superpoder. Tudo começa com o circuito do desejo criando interesse em algo possivelmente útil. Surge então o circuito de controle, que nos permite descobrir se vale a pena perseguir essa novidade e, em caso afirmativo, como fazê-lo – e faz tudo isso reforçando nosso pensamento abstrato e nossa concentração em tarefas mentais complexas.

Para alcançarmos nossos objetivos, precisamos que os dois subsistemas trabalhem juntos.

EM OUTRAS PALAVRAS

O sistema dopaminérgico do desejo nos motiva a buscar novidades que possam melhorar nossa vida, e faz isso com base na empolgação, não nos fatos. Para alcançarmos o objeto de desejo, o sistema de controle nos equipa com a capacidade de imaginar, planejar e executar.

VANTAGEM ESPETACULAR Nº 1: VIAGEM MENTAL NO TEMPO

Após nos contagiar com a vontade de perseguir um objetivo, a dopamina não nos deixa na mão. Pelo circuito de controle, ela nos permite elaborar um plano para atingir esse objetivo – nos fazendo, por exemplo, imaginar vários cenários: *O que aconteceria se eu conseguisse o que quero? Quão difícil é chegar lá? Quais são os desafios pela frente?* Essa ferramenta lógica compete com os impulsos emocionais da dopamina, nos levando a decidir racionalmente se queremos mesmo perseguir o objetivo. Essa combinação de racionalidade, intuição e imaginação nos possibilita realizar uma *viagem mental no tempo.*

Por exemplo, eu adoro o sanduíche de frango grelhado vendido num restaurante aqui perto de casa. No momento eu não tenho nenhum sanduíche, mas posso imaginar diversos cenários para decidir se devo ou não comprar um. *Estou a fim de gastar esse dinheiro? Vale a pena dirigir até o restaurante? Ou eu ficaria igualmente satisfeito se esquentasse a comida de ontem no micro-ondas?* Se me decidir a favor do sanduíche, a dopamina de controle me levará a formular um plano para obtê-lo.

Minha decisão sobre o sanduíche de frango é um exemplo trivial, mas essa capacidade de análise é indispensável em nosso dia a dia. Para construir meu futuro, preciso primeiro imaginar meu futuro. Preciso realizar viagens mentais no tempo. Isso significa que preciso imaginar diversas possibilidades, com seus prós e contras, para então filtrá-las. A dopamina de controle torna isso possível.

Imagine que eu precise tomar uma decisão importante, como pedir alguém em casamento. A dopamina do desejo desperta meu interesse em formalizar o relacionamento, enquanto a dopamina de controle me ajuda a planejar isso. Só que a dopamina de controle também me permite tomar a decisão de *fazer ou não* o pedido. Graças a ela, eu imagino como seria minha vida de casado nos mínimos detalhes, peso os prós e contras e concluo que o casamento não é para mim – ou talvez seja. A dopamina do desejo mostra possibilidades e a dopamina de controle nos dá o poder não apenas de planejar, mas também de perseguir, moderar ou abandonar uma escolha. E faz isso nos permitindo imaginar futuros alternativos para que possamos escolher o melhor deles.

Numa viagem mental no tempo, posso me ver em várias situações, analisar benefícios e desvantagens e fazer minha escolha sem investir nada além de energia mental. Sem risco, sem perigo, sem custo. Por exemplo, se estou pensando em comprar um carro, posso imaginar como seria possuir uma picape caríssima ou um modelo compacto e popular, analisando fatores como preço, utilidade, segurança, satisfação, além de custos com manutenção e reparos. Se sou estudante universitário, posso comparar os cursos de pós-graduação. Se sou encanador, posso avaliar as vantagens de acessar um cano através do boxe do chuveiro, e não da parede de gesso no lado oposto. Se sou engenheiro, não preciso esperar até que uma ponte seja construída para analisar se ela aguenta o peso dos carros; posso usar as leis abstratas da física para fazer o cálculo com antecedência. Como seres humanos, podemos pensar em códigos abstratos inteiros, como justiça, moralidade e estética. Temos mais dopamina que qualquer outra espécie, e é por isso que estamos sempre melhorando o mundo em que vivemos. Afinal, antes que esse mundo se materialize, nós o criamos como uma possibilidade feita de pensamento puro – movida a dopamina.

O futuro começa quando desejamos mais do que temos agora. O progresso vem da ânsia de olhar para a frente e imaginar como obter algo distante no tempo ou no espaço. Nas palavras de Rainn Wilson, "Achar que nunca é o bastante nos ajudou como espécie".

EM OUTRAS PALAVRAS

A dopamina tem um benefício extraordinário: atravessa o tempo e o espaço, nos permitindo imaginar coisas que ainda não podemos possuir ou que ainda nem existem. Ela também nos permite manipular abstrações e cenários presentes apenas na nossa imaginação. Essa habilidade, que chamamos de viagem mental no tempo, distingue o ser humano das outras espécies e é essencial para a criatividade e o progresso.

VANTAGEM ESPETACULAR Nº 2: O PODER DE UMA BOA SURPRESA

O que engatilha a dopamina do desejo não é apenas a oportunidade de obter algo bom. Esse algo deve ter o potencial de tornar as coisas ainda melhores do que esperamos.

Digamos que seja dia de pagamento na minha empresa. Meu chefe me entrega o cheque semanal com o qual estou acostumado, no valor de 1.000 dólares. Coloco o cheque na carteira e volto ao trabalho. Até aí não há nenhuma dopamina envolvida. Mas digamos que nesta semana haja um bônus de 100 dólares incluído no cheque e eu descubra que, segundo a nova política da empresa, de agora em diante poderá haver esse bônus sem aviso prévio. Assim, toda semana começo a esperar ansiosamente pelo dia de pagamento. Mas calma aí: são só 100 dólares, e nem é uma coisa garantida. Por que será que antes eu não ficava tão ansioso pelo pagamento, um valor garantido e dez vezes o valor do bônus?

A dopamina é desencadeada pelo potencial de exceder positivamente nossas expectativas – ou seja, pelo poder de uma boa surpresa, que chamaremos de *erro de previsão de recompensa*. Pensei que receberia o mesmo cheque de sempre, mas, em vez disso, o cheque veio com 100 dólares a mais. Isso excedeu minhas expectativas. De agora em diante, sei que toda sexta-feira traz essa possibilidade. Mesmo a expectativa de uma gratificação minúscula desencadeia o zumbido da dopamina. E não é o dinheiro em si que me faz celebrar os 100 dólares extras e desdenhar dos 1.000 de sempre; é a emoção inesperada provocada por um erro na expectativa, que me deixou com *mais* do que eu imaginava.

Se seu amor surpreender você com um buquê de flores nesta sexta-feira, a liberação de dopamina lhe causará uma agradável sensação de bem-estar. Agradável até que ponto? Bem, a liberação de dopamina será proporcional à diferença entre o que você esperava (encontrar seu par) e o que realmente aconteceu (ganhar um buquê de flores). Mas, se seu par começar a lhe trazer um buquê quase toda semana, sua expectativa de receber flores deixará de ser igual a zero. Com isso, a liberação de dopamina vai diminuir aos poucos. E, se seu par começar a lhe trazer flores toda sexta-feira, a liberação de dopamina retornará ao ponto zero, pois já não haverá diferença entre expectativa e realidade. As flores costumavam ser como um pequeno prêmio de loteria; agora estão mais para um salário regular.

Retomaremos esse conceito ao longo do livro. Ele explica, por exemplo, por que somos atraídos para as redes sociais: *Talvez eu veja uma postagem que me faça me sentir melhor que agora. Não é sempre que isso acontece, mas já aconteceu antes. Talvez aconteça de novo.* É também o princípio por trás das máquinas caça-níqueis: *Pode ser que a próxima tentativa me renda um dinheirinho. Isso já aconteceu antes. Talvez aconteça de novo.* A dopamina nos recompensa quando estamos perseguindo qualquer possibilidade de obter mais, ainda que bastante remota.

EM OUTRAS PALAVRAS

A dopamina é desencadeada por um *erro de previsão de recompensa*: quando há qualquer possibilidade de que algo supere nossas expectativas, somos tomados por uma ânsia intensa e peculiar. Só que, quando nos acostumamos com a surpresa – quando deixamos de nos surpreender –, a emoção induzida pela dopamina desaparece.

O MAIOR PERIGO: PRECISAR DE CADA VEZ MAIS PARA SENTIR CADA VEZ MENOS

Há outra característica importante do sistema dopaminérgico: quanto mais estimulamos uma de suas vias específicas, mais estímulos se tornam necessários para obtermos determinado efeito. A dopamina não se mantém simplesmente à procura de "mais"; com o tempo ela começa a exigir *mais* mais. Isso pode nos levar a exageros muito perigosos.

Quem consome bebidas alcoólicas deve ter reparado que, no início, bastam alguns goles para se sentir embriagado. Depois que passa a beber regularmente, porém, vê que precisa de um ou dois drinques para obter o mesmo efeito do começo, diferença que foi aumentando ao longo dos anos.

Em outras palavras, é preciso uma quantidade cada vez maior para obter um efeito cada vez menor.

É o que acontece quando trilhamos muitas vezes um mesmo caminho dopaminérgico. A satisfação vai diminuindo aos poucos até que por fim desaparece. Cada experiência aumenta nossa tolerância ao estímulo: quanto mais nos entregamos a determinada recompensa dopaminérgica, menos prazer obtemos com ela. Assim, acabamos consumindo cada vez mais. Essa crescente necessidade de estímulos se manifesta em impulsos aventureiros, como escalar montanhas ou exagerar no sexo. E cada novo episódio tem que ser sempre mais radical que o anterior – ou mais estimulante, mais frequente – para que o indivíduo se sinta tão bem quanto antes.*

Existe um caminho melhor. Podemos controlar nossa dopamina para moderar nossas escolhas sem superestimular nem sobrecarregar nossos centros de prazer. Vejamos um caso bem mais ameno que drogas ilegais, mas com padrão semelhante. Anos atrás comecei a beber o refrigerante Diet Dr Pepper. Adorei a bebida e passei a consumir quatro ou cinco latas por dia. Em poucos meses, enjoei por completo. Eu vinha bebendo tanto e com tamanha frequência que meu organismo não conseguia retornar ao estado normal. Se eu tivesse consumido menos refrigerante por dia, não teria enjoado. Quando estimulamos a dopamina com menos frequência, evitamos "desgastar" a parte de nós que obtém prazer com ela.

Por outro lado, quando simplesmente nos entregamos à dopamina para obter um prazer imediato sem levar em conta os danos a longo prazo – quando deixamos a dopamina do desejo sobrepujar a dopamina de controle –, podemos ingressar numa busca sem fim. Perseguimos a satisfação repetidamente, mas a sentimos cada vez menos, até perdermos por completo a esperança de ter prazer de novo. É assim que muitas overdoses acontecem.

Vejamos o que ocorre em nível celular. Uma molécula de dopamina provoca o desejo quando encontra um receptor de dopamina: uma "fechadura" para a "chave". Você pode usar sua chave de metal milhares de vezes na

---

* Pessoas que abusam de certas drogas às vezes vivenciam essa experiência da maneira mais implacável possível. Uma única dose de determinadas substâncias pode, em alguns casos, distorcer o sistema dopaminérgico do desejo, tornando infinita a tolerância do indivíduo: assim, seja qual for quantidade consumida, nenhum prazer será alcançado. Com isso, a pessoa continua consumindo a droga cada vez mais, o que pode culminar numa overdose fatal.

fechadura metálica da sua casa e ela sempre funcionará da mesma forma, mas a fechadura da dopamina não é tão resistente. Se você estimula demais e com muita frequência os receptores de dopamina, a fechadura se desgasta. Alguns dos receptores simplesmente param de funcionar e com isso passa a haver menos lugares a que a molécula de dopamina se conecte. Essa redução de interações com os receptores enfraquece o efeito – a sensação boa que você tem – quando a dopamina é liberada. Agora é preciso mais estímulo para obter o mesmo efeito de antes. Sua tolerância aumentou, num processo chamado *regulação negativa*.

Mas será que isso não aponta uma solução? *Quando os receptores param de funcionar, o prazer desaparece. E, se o prazer desaparece, a busca por esse prazer também deveria acabar.* Isso seria verdade, não fosse por outro fator: além de prazer, a dopamina produz ânsia, e a ânsia não diminui nem some por si só.

Imagine alguém que começou a usar cocaína por diversão. Após anos de uso, a droga deixou de lhe proporcionar prazer. Todos os seus receptores foram se regulando negativamente até atingirem a tolerância total. Só que esse sujeito continuou usando a droga, porque, embora o prazer tenha desaparecido, a fissura provocada pela dopamina permaneceu. A fonte química do desejo, encontrada no *nucleus accumbens*, é o motor do vício: o prazer desaparece, mas o desejo, não.*

A fissura e as lembranças são codificadas no cérebro de modo semelhante, e todos sabemos como lembranças desagradáveis são persistentes. Superar a fissura pode levar anos, muitas vezes exigindo a ajuda de familiares, amigos, profissionais de saúde e grupos de apoio. Medicamentos que atenuam a fissura (como a naltrexona, para o alcoolismo, e a buprenorfina, para o vício em opioides) também podem ser ferramentas poderosas na luta contra a dependência.** É uma tarefa factível, mas difícil.

---

* A abstinência é um processo doloroso. O corpo tenta retornar às funções normais depois que seus sistemas foram deformados pelo uso abusivo de substâncias. Mas os sintomas da abstinência tendem a desaparecer com o tempo. O principal motor do vício continua sendo a fissura.

** A semaglutida e outros fármacos usados para controle de peso parecem diminuir diversos tipos de ânsia, não só por comida. Mais adiante examinarei o que a semaglutida pode significar para uma ampla gama de problemas causados pela dopamina, além do vício em si.

EM OUTRAS PALAVRAS

Quando as vias da dopamina são ativadas com muita frequência, cria-se uma tolerância aos estímulos. É por isso que enjoamos de algumas coisas e as abandonamos. Mas com certos tipos de abuso, especialmente de drogas e medicamentos, criamos uma ânsia que não cessa. Este é o mecanismo do vício: o prazer se atenua ou até mesmo desaparece, mas a fissura continua - e mudamos nosso comportamento para satisfazer esse desejo, muitas vezes de maneira prejudicial. Alguns medicamentos podem impedir que o vício saia de controle, mas, na maioria das vezes, precisamos encontrar suporte profissional para construir mecanismos de enfrentamento e lidar com as causas subjacentes.

O EQUILÍBRIO DE PODER E O PODER DO EQUILÍBRIO

Quando se trata de construir um bom futuro, a dopamina é tão vital quanto o ar, mas também tem enorme poder de nos causar desespero – por falta ou excesso de expectativa. A boa notícia é que agora temos uma compreensão básica de como ela funciona e estamos mais preparados para reduzir os riscos.

Numa das extremidades do espectro de experiências com a dopamina está a falta de desejo. A deficiência geral de dopamina e a falta de atividade no sistema do desejo costumam ser fatores significativos em quadros de depressão. É devastadora a sensação de não querer nada e não se importar com ninguém. Quando até o desejo de viver se esvai, um transtorno depressivo pode se tornar uma doença fatal. Pessoas com depressão têm probabilidade 25 vezes maior de tirar a própria vida que a população em geral.[3]

No outro extremo, o desejo avassalador nos empurra para uma busca constante e exaustiva. Episódios maníacos são caracterizados por aumento de energia, inquietação, impulsividade e vontade de fazer mais do que se consegue. Entre as principais causas estão excesso de dopamina, hiperatividade no circuito do desejo e, em alguns casos, hiperatividade no circuito de controle. Há pouco ou nenhum interesse no prazer aqui e agora, apenas um estado permanente de ansiedade, muitas vezes acompanhado de uma autoestima inflada. Uma pessoa assim é consumida por um esforço interminável rumo à próxima conquista, uma vitória que ela não se dará ao trabalho de aproveitar mesmo que chegue lá. Uma busca perpétua e sem alegria pode se tornar outro tipo de vício.

Com esses extremos em mente - de um lado, profunda falta de motivação e, de outro, uma busca obsessiva por mais -, podemos reconhecer mais facilmente onde nossas experiências se encaixam. Você acha que está ficando entediado com algo - um trabalho, um relacionamento, uma série de projetos iniciados e nunca concluídos? Você tem sentido menos curiosidade, motivação ou expectativa? Isso pode estar relacionado à falta de dopamina ou de atividade dopaminérgica.

No outro extremo, podemos consumir álcool ou drogas de um jeito que interfere em nossa vida. Podemos comer obsessivamente ou ter comportamentos nocivos relacionados a sexo, compras ou jogos. Tudo isso pode estar relacionado ao excesso de dopamina.

Quando não conseguimos encontrar prazer nas coisas que temos no momento, precisamos diminuir nossa dependência da sensação dopaminérgica e explorar mais profundamente nossos cinco sentidos.

Quando não conseguimos encontrar prazer na antecipação, precisamos aumentar nossa capacidade de olhar para a frente e lidar com a curiosidade e o desconhecido.

Devemos saber onde investir nossa energia e nossa atenção: as possibilidades do futuro devem ser equilibradas pelos prazeres do presente; a antecipação do amanhã deve ser equilibrada pelas experiências de hoje.

Eis o que você deve fazer sempre que alcançar uma meta: pare e aproveite o prazer da conquista. Assim você satisfaz seus sentidos e fica orgulhoso do que alcançou. Algum tempo depois, comece a perseguir a próxima meta. Nesse ponto, sua satisfação com o aqui e agora dará lugar, lenta e moderadamente, a outra rodada de motivação e expectativa impulsionada pela dopamina.

Construir esse equilíbrio entre o sistema dopaminérgico e os neurotransmissores do A&As envolve pesar o que temos e o que queremos, o prazer da realidade e as promessas do futuro - ou, como escrevi antes, envolve criar um equilíbrio saudável entre querer e ter. Numa vida plena e satisfatória, apreciamos ambos. Ao controlar o desejo dopaminérgico, encontramos um jeito satisfatório de viver.

Esse equilíbrio determina nada menos que nossa capacidade de encontrar paz e realização na vida. Temos que estar atentos aos riscos e às recompensas da nossa atração pelo futuro. Ao mesmo tempo, devemos apreciar o presente com consciência, principalmente após as conquistas. Não é fácil. Além de tornar a expectativa e o planejamento uma experiência inebriante, a dopamina nos faz superestimar a satisfação que sentiremos no futuro. Pense em como você se sentiu em seu primeiro dia de trabalho. Você tinha se esforçado muito para conquistar aquele emprego. Achou que ele seria a chave para sua felicidade. Meses depois, entretanto, talvez tenha se perguntado: *Será que não tem coisa melhor por aí?* O emprego provavelmente era bom, mas o "bom" é inimigo do desejo dopaminérgico.

Não fomos programados para o "bom". Fomos programados para *mais*.

Pensando nisso, a seguir vamos aprender a controlar essa exigente molécula para termos uma vida melhor.

PARTE II

DOMANDO A MOLÉCULA DO DESEJO

Para começar

SOBE OU DESCE?

Esta segunda parte é um guia para você aumentar ou diminuir seus níveis gerais de dopamina. Aprenderemos técnicas específicas para reverter níveis baixos ou altos demais. Também veremos como modular a dopamina mesmo quando os níveis estão normais, de modo a obter algum benefício em nosso desempenho ou bem-estar (e abordaremos problemas específicos na Parte III). Por fim, veremos quais são os principais tratamentos em desenvolvimento hoje e as abordagens terapêuticas disponíveis.

Dopamina de menos. Em termos gerais, pessoas com deficiência de dopamina não se interessam por coisas novas ou intrigantes e passam a se empolgar menos com atividades e experiências que antes pareciam muito mais agradáveis. Elas costumam relatar falta de motivação e concentração, depressão ou melancolia, confusão mental e menor interesse em sexo. Um sintoma comum de depressão é a incapacidade de sentir prazer, que está associada a níveis baixos de dopamina.

Dopamina de mais. O excesso de dopamina se apresenta como baixo controle de impulsos, excesso de energia e, às vezes, agressividade. Os sintomas variam de pessoa para pessoa, mas podem incluir pensamentos acelerados e disposição para comportamento de risco.* No caso de algumas doenças mentais graves, pode haver alucinações, delírios e até psicose.

---

* A ansiedade costuma estar associada a níveis muito altos de dopamina, mas também pode ser causada por níveis muito baixos, dependendo de onde a atividade ocorre no cérebro. Por exemplo, a ansiedade pode ser agravada quando há muita dopamina nas vias de controle cognitivo e de função executiva ou quando há pouca dopamina nos circuitos de recompensa. Além disso, há outros fatores que influenciam a ansiedade, como genética, ambiente, experiência pessoal e interação da dopamina com outros neurotransmissores, como o GABA e o glutamato.

Se você se identificou com alguma dessas descrições, as técnicas que veremos nas próximas páginas podem ser úteis para que se sinta melhor, não apenas porque regulam o nível e a atividade da dopamina, mas porque são prazerosas por si sós. No entanto, se você estiver sofrendo muito e achar que precisa de suporte profissional, não hesite em procurar um psiquiatra ou psicólogo para ajudá-lo nesse processo.

Capítulo 2

COMO ESTIMULAR A DOPAMINA

DÁ PARA TURBINAR O CÉREBRO?

Existe alguma pílula ou procedimento capaz de aumentar nossos níveis de dopamina?

Para muita gente, um cérebro saudável não basta. Afinal, a dopamina nos faz querer mais de tudo, inclusive dela mesma. Por isso é tão tentadora a ideia de turbinar o cérebro de modo a aumentar nosso desempenho além do normal.

Sabemos que o escitalopram melhora o humor de pessoas deprimidas. Será que pode fazer o mesmo para quem não tem depressão? As anfetaminas melhoram o funcionamento cognitivo de pacientes com transtorno de déficit de atenção e hiperatividade. Será que pessoas sem TDAH também podem obter esse resultado? Geralmente, não. Se nosso cérebro tivesse um botão regulador, poderíamos girá-lo com segurança até o nível "normal", não mais que isso, pelo menos não por muito tempo.

Um chip defeituoso funcionará lentamente num computador ou não funcionará de jeito nenhum. Se o consertarmos, ele voltará ao normal. Mas não há muito a fazer para levar um chip perfeito a atingir um desempenho melhor. Alguns usuários aceleram os processadores de seu computador para obter um pouco mais de velocidade, mas a diferença não é muito grande e sempre há o risco de danificar o dispositivo. Com o cérebro não é muito diferente. Quem tenta se "turbinar" com compostos psicotrópicos geralmente paga um preço alto, na forma de depressão, ansiedade, vício e outros transtornos mentais.

Mas a perspectiva de assumir o controle do cérebro para ficar mais inteligente ou produtivo "acima do normal" é tão tentadora que muita gente ignora os riscos e tenta assim mesmo. Os fracassos e tragédias são inúmeros e bem documentados. Já os casos de sucesso são poucos, e os "bons" resultados estão principalmente nos olhos de quem vê, como costuma acontecer com o uso de suplementos alimentares e compostos nootrópicos.* Algumas pessoas relatam melhorias, que talvez se devam ao efeito placebo. Muitas pesquisas sobre o assunto ainda precisam estabelecer relações claras e consistentes entre causas e efeitos.

Como veremos a seguir, o corpo luta vigorosamente contra o acréscimo de dopamina no cérebro. O que há por enquanto são tratamentos que aumentam a atividade da dopamina, mas apenas sob certas condições e em determinados sistemas. Estamos falando dos agonistas da dopamina, que melhoram a função aumentando a atividade nos receptores dopaminérgicos. De qualquer modo, essa abordagem ainda tem efeito limitado, não alcançando um estágio "muito além do normal".

POR QUE NÃO POSSO SIMPLESMENTE TOMAR UMA INJEÇÃO DE DOPAMINA?

Quando falta alguma substância química em nosso corpo, geralmente a extraímos de uma fonte orgânica ou a sintetizamos em laboratório e a tomamos na forma de injeção ou comprimido. Quando os diabéticos precisam de insulina, eles tomam uma injeção. Quando você precisa fortalecer os ossos, toma suplemento de vitamina D. Por que não fazer o mesmo com a dopamina?

O cérebro é protegido por uma complexa membrana chamada barreira hematoencefálica (BHE). Não se trata de uma estrutura como o coração ou os rins; a BHE está em todos os lugares do cérebro, formada por células especiais que revestem seus capilares, e é enorme. Uma pessoa adulta tem

* *Nootrópico* vem do grego antigo *noos* ("mente") e *trope* ("alterar"). Refere-se a compostos que melhoram o aprendizado e a memória e criam resistência à interrupção de comportamentos aprendidos, fazendo isso sem deixar a pessoa sonolenta ou dopada. Se você nunca viu essa palavra antes, é porque ela é relativamente nova. Só apareceu em 1972, num artigo de pesquisa médica escrito por um químico romeno chamado Corneliu E. Giurgea.

cerca de dois metros quadrados de pele; a área coberta pela BHE é oito vezes maior.[1] O objetivo da BHE é proteger o cérebro e o sistema nervoso central de substâncias tóxicas no sangue, rejeitando determinadas moléculas. É aí que a dopamina entra em cena – ou melhor, não entra.

Em primeiro lugar, a dopamina é uma molécula polar, o que significa que tem regiões de carga positiva e negativa. A BHE bloqueia moléculas altamente polarizadas. Em segundo lugar, a dopamina é uma molécula grande, o que significa que tem um peso molecular relativamente alto.* A BHE também bloqueia moléculas grandes demais. É por isso que não podemos introduzir dopamina diretamente no cérebro, e por enquanto não há outro canal prático de acesso.** Isso nos leva a outra questão: como a dopamina não atravessa a BHE, toda a dopamina que usamos no cérebro tem que ser produzida lá dentro. Mesmo se a injetássemos o dia inteiro não resolveríamos o problema. Ela apenas flutuaria na corrente sanguínea e nunca chegaria aonde precisa estar.***

Quando falamos sobre aumentar os níveis de dopamina, geralmente nos referimos ao aumento da atividade da dopamina, com receptores cerebrais mantendo a molécula por mais tempo do que normalmente fariam. Os médicos fazem isso por meio de compostos conhecidos como inibidores da recaptação de dopamina (IRDs). Talvez esse termo soe familiar, porque lembra os inibidores seletivos da recaptação de serotonina (ISRSs), a classe mais usada de medicamentos antidepressivos e ansiolíticos. Os ISRSs fazem a serotonina permanecer mais tempo no receptor: quando a molécula de serotonina faz sua conexão, o ISRS impede que ela seja varrida de seu receptor, o que aconteceria normalmente. O objetivo é reduzir sentimentos de depressão ou ansiedade e melhorar o humor. Da mesma forma, os IRDs

---

* Essas moléculas são tipicamente biológicas, ou seja, provêm de outros organismos vivos, e talvez por isso a BHE as bloqueie. Pode ser perigoso trocar entre seres vivos moléculas que não compreendemos totalmente. Sendo um produto da evolução, a BHE deve ter se desenvolvido ao longo do tempo como uma resposta a algo que a medicina moderna desconhece.

** Podemos contornar a BHE passando pela coluna vertebral, mas isso é perigoso e requer um ambiente altamente controlado. Além disso, a dopamina age e recua rápido demais para que essa abordagem seja útil por muito tempo.

*** A dopamina é encontrada na corrente sanguínea, mas sua função ali não parece influenciar o comportamento. Trata-se de um mensageiro parácrino local, isto é, ela envia um sinal para modificar células vizinhas.

fazem a molécula de dopamina permanecer por mais tempo em seu receptor, estendendo o efeito dopaminérgico.

Atualmente a principal maneira de levar o cérebro a produzir mais dopamina é ingerindo uma quantidade maior de seu precursor químico, a levodopa (ou L-dopa), prescrita na forma de pílulas ou adesivos transdérmicos. Esse composto pode causar efeitos colaterais significativos e, em termos de mecânica, é como uma bola que só entra no gol porque foi desviada – mas funciona e ajuda muito em alguns tratamentos. A L-dopa pode fazer uma coisa que a dopamina não pode: atravessar a BHE e entrar no cérebro propriamente dito. Uma vez no sistema nervoso, processos químicos adicionais a convertem em dopamina, ainda que do tipo associado aos receptores de movimento. Eis por que a L-dopa é um tratamento de primeira linha para a doença de Parkinson. Uma molécula semelhante à L-dopa que pudesse se tornar ativa nos circuitos de controle ou desejo seria valiosa, mas até agora não foi descoberta.

BUPROPIONA, ANFETAMINA, PÍLULAS DE AÇÚCAR E MENTIRAS

Analisemos agora as receitas mais comuns para turbinar a dopamina.

Um dos antidepressivos de maior sucesso é a bupropiona – muito querida pelos psiquiatras, pois trata a depressão tão bem quanto os congêneres, sem provocar um dos efeitos colaterais mais comuns: a disfunção sexual. Ao contrário de outros medicamentos, a bupropiona não alivia a ansiedade nem aumenta a resiliência ao estresse, mas tem outras vantagens. Por exemplo: pode aumentar o envolvimento do paciente com o mundo exterior e permitir que ele desfrute mais facilmente dos prazeres cotidianos, como o sexo. Pode aumentar o interesse, a motivação e a capacidade de sentir prazer. E não vicia. A bupropiona também aumenta a dopamina, mas só produz esse efeito em pacientes com desempenho dopaminérgico abaixo do normal. Para quem tem a sorte de não sofrer de depressão, a bupropiona não aumenta a motivação, o interesse nem a empolgação com experiências prazerosas.

Agora vejamos os medicamentos derivados da anfetamina. Eles modificam o comportamento dos circuitos dopaminérgicos de desejo e controle.

Se você tem TDAH, é porque esses circuitos não funcionam normalmente. Nesse caso, a anfetamina pode fazer diferença. Modificar o circuito do desejo contribui para reduzir a impulsividade. Já no circuito de controle, o efeito é mais foco, mais concentração e melhor funcionamento executivo (organização, planejamento e priorização). Além desses efeitos desejáveis, a anfetamina pode produzir euforia, aumento de energia e maior motivação.

Se, porém, você não tiver TDAH e quiser tomar esses medicamentos apenas pelos efeitos esperados, provavelmente terá sérios problemas. Logo vai descobrir que jamais terá a euforia e a energia mental que pretendia alcançar – e não há nenhum freio natural que o impeça de querer repetir a dose. E sabemos o que costuma acontecer quando podemos ter tudo que queremos, sem limite algum. Felizmente, a maioria dos prazeres vem com restrições. O sexo, por exemplo, tem limitações naturais, como encontrar alguém que deseje você. Mas não há limites para estimulantes produzidos em laboratório, sobretudo um que nos faça sentir como se tivéssemos ganhado na loteria. Só que o aumento de energia, de motivação e de euforia tem prazo limitado. O cérebro vai ajustando a tolerância e, após alguns dias ou semanas, os efeitos desaparecem. Então aumentamos a dose, e o resultado mais provável é consumirmos o medicamento em quantidades cada vez maiores até sofrermos uma overdose.

Outro problema dos estimulantes que modulam o humor é que o modo como você se sente pode ser muito distinto do modo como os outros o veem. Nas palavras de um usuário de anfetamina, ele se sentia "charmoso, espirituoso e inteligente", enquanto seus familiares o descreviam como "arrogante, sarcástico e condescendente".[2] Sobrecarregar o sistema dopaminérgico pode destruir nossa capacidade de interagir espontaneamente com as pessoas.

Mas é nesse ponto que descobrimos o que torna medicamentos como o Adderall tão valiosos para pessoas com deficiência de dopamina e que realmente precisam de tratamento. Entre pacientes com TDAH – e somente entre eles –, o cérebro faz uma estranha e bem-vinda exceção: não desenvolve tolerância à substância e não regula negativamente o sistema, pelo menos no tocante a efeitos desejáveis. Quando o médico encontra a dose correta, não precisa mais continuar aumentando. O paciente poderá usar a anfetamina por muito tempo mantendo níveis normais de foco, concentração e funcionamento executivo. O motivo ainda não está claro, mas isso acontece. Essas medicações são extremamente úteis quando você precisa delas, mas extremamente perigosas quando não precisa, pois podem desviar um cérebro saudável para caminhos perigosos – como mania, psicose e até mesmo a morte.

Nada disso diminui a popularidade da anfetamina como um estimulante ocasional do cérebro. Uma pesquisa revelou que cerca de 1 em cada 12 universitários toma Adderall para uso não clínico.[3] Eles usam para quê, então? Vou dar uma dica: o consumo do medicamento tende a atingir o pico na época das provas finais. Cientistas analisaram a água do esgoto de um campus universitário durante a semana de provas finais e compararam os resultados com os obtidos na medição da primeira semana de aulas.* Descobriram que os níveis de anfetamina aumentaram 760% no período das provas finais.[4] Só que esses alunos não estão obtendo a vantagem que gostariam de ter. Pesquisadores aplicaram dois testes neurocognitivos de oito horas num grupo de estudantes voluntários – antes de um dos testes, administraram Adderall e, antes do outro, cápsulas contendo um placebo. Os resultados foram idênticos.[5]

A menos que tenha TDAH, você não ficará "mais inteligente" usando anfetamina. Outros estudos encontraram resultados semelhantes. No entanto, uma pesquisa de 2021 revelou que 34% dos universitários usam medicamentos estimulantes no intuito de melhorar seu desempenho acadêmico.[6]

Por que eles continuam fazendo isso? Porque realmente estão obtendo um desempenho melhor, mas não pelo motivo que imaginam, e sim pelo poder da mentira.

Se você der um placebo a alguém e disser que é um estimulante, essa pessoa terá um desempenho melhor do que teria se você lhe desse um estimulante dizendo que é um placebo. Em outras palavras, acreditar num produto químico tem um efeito mais poderoso do que ingeri-lo. A ciência chama isso de efeito placebo "robusto", e o resultado é exatamente o que a palavra sugere: forte, vigoroso, melhor que o esperado. Os cientistas ainda não descobriram o mecanismo desse fenômeno, só sabem que é real. Um pouco mais de energia pode ajudar um aluno numa prova, mas não há uma linha que se possa traçar entre esse efeito e um "aumento na inteligência". Tudo que sabemos é que, quando alguém acredita que tomou um estimulante, é como se tivesse tomado. O efeito é o mesmo – e mais seguro.

---

* O Adderall é detectável na urina, mesmo quando ela chega ao esgoto.

Até agora não encontramos um medicamento que turbine os níveis de dopamina para além do normal.

SUPLEMENTOS

Vamos tratar agora de suplementos de venda livre, mas antes vejamos um pouquinho de história.

Durante quase dois séculos, qualquer pessoa nos Estados Unidos poderia entrar numa farmácia e comprar o medicamento que desejasse. Em 1938, porém, o governo federal interveio para proteger o consumidor, elaborando uma lista de medicamentos que, para serem comprados, passariam a exigir receita médica. (Posteriormente essa lista foi expandida para cinco "programas" com mais de 400 medicamentos, com outros sendo incluídos todo ano.) A medida priorizou a redução de riscos em detrimento da escolha do consumidor e da rapidez de comercialização, o que de fato melhorou a segurança. Mas, para quem tinha doenças ou sintomas incomuns, o processo virou um empecilho. Se uma pessoa quisesse experimentar um medicamento que não estivesse em conformidade com os padrões clínicos em vigência, não conseguiria. Felizmente, após meio século adotando essa prática, e diante dos novos tratamentos oferecidos, o governo americano criou exceções.

A aprovação da Lei de Saúde e Educação sobre Suplementos Dietéticos, de 1994, permitiu que vitaminas, óleos, ervas e produtos botânicos chegassem ao mercado sem os testes extensivos exigidos da indústria farmacêutica. Talvez esses produtos sejam úteis, talvez não. Talvez seus efeitos dependam da pessoa ou das particularidades do seu quadro clínico. Seja qual for o caso, as pessoas passaram a ser livres para pesar riscos e recompensas. Isso é uma coisa boa, mas também abriu portas para alegações duvidosas e falsas esperanças.

Os suplementos nutricionais que alegam aumentar a dopamina estão por toda parte. Eles prometem benefícios como mais energia, disposição, foco e memória. Mas será que esses "suplementos" realmente funcionam?

Como já vimos, não se pode aumentar a dopamina simplesmente consumindo dopamina, já que ela não passa pela BHE. No entanto, o ingrediente mais comum nesses suplementos, a L-tirosina, consegue. A L-tirosina é um precursor da L-dopa, que, por sua vez, é um precursor da dopamina. Diz-se que uma quantidade maior de L-tirosina pode aumentar os níveis de dopamina no cérebro.

Pode mesmo? Em uma palavra, *não*. É como dizer que, se alguém consumir mais cálcio, pode ter mais dentes.

A presença da matéria-prima não garante que o corpo a usará da maneira que se espera. Pode ser até que ele nem use. E o material extra pode desequilibrar sistemas que estavam funcionando muito bem até então. O cérebro produz e regula a dopamina por meio de muitos processos complexos. Ainda não está comprovado que podemos acelerar esses processos simplesmente adicionando mais matéria-prima. Seria como tentar fazer um bolo maior adicionando um saco de farinha à mistura.

Quando se trata de suplementos, as prateleiras estão cheias de promessas de aumentar a dopamina e resolver os problemas relacionados a ela. Em 2009, os NIH (os Institutos Nacionais de Saúde dos Estados Unidos) encomendaram um grande estudo que tinha como objetivo verificar se o extrato de *Ginkgo biloba* melhora a capacidade cognitiva em idosos.[7] Não melhora. Os pesquisadores monitoraram mais de 3 mil voluntários durante cerca de seis anos. O *Ginkgo biloba* não se saiu melhor que os placebos. Outros suplementos comercializados como estimulantes da dopamina parecem ter algum efeito no desempenho mental, mas não por elevarem os níveis de dopamina. A L-teanina, encontrada nas folhas de chá, parece aumentar o estado de alerta mental ao mesmo tempo que relaxa a mente, mas a conexão com a dopamina é, na melhor das hipóteses, um "talvez". A teanina* produz seus efeitos modulando múltiplos neurotransmissores e receptores de modos complexos que não entendemos completamente.[8] Muitas empresas estão escrevendo "impulsionador de dopamina" no rótulo de seus produtos com base em estudos inconclusivos e expectativas otimistas.

Em defesa dos suplementos, esses produtos tendem a ter bons índices de segurança e a maioria das pessoas não os usa como medicamentos. Entre os

---

* Os termos teanina e L-teanina são usados como sinônimos. O "L" indica a forma biologicamente ativa, ou seja, uma estrutura química inclinada a interagir com organismos vivos. Para os entusiastas da química, as duas moléculas são isômeros – ou seja, têm o mesmo número e tipo de átomos, mas num arranjo estrutural diferente.

adultos americanos, 79% dizem que costumam usar pelo menos um suplemento nutricional.[9] O gasto total com suplementos supera 30 bilhões de dólares por ano. E, mesmo que não funcionem do modo como são anunciados, esses produtos ainda podem ser úteis. Lembre-se do efeito placebo. Se esses suplementos encorajam as pessoas e não causam problemas, isso é bom. Em geral, pessoas que consomem suplementos nutricionais têm excelente saúde, não exageram nas bebidas alcoólicas, não fumam e se exercitam com frequência.[10] São pessoas preocupadas com a própria saúde, que tentam maximizar suas capacidades físicas e mentais.

Não há mal algum em experimentar suplementos de dopamina para ver o que podem fazer, mas é improvável que produzam um verdadeiro aumento de dopamina ou melhorem radicalmente o foco, a concentração, a motivação ou a energia. Não há nenhum produto alternativo que possa substituir um medicamento rigorosamente testado e aprovado. Quando se trata de aprimoramento neurológico, recorra ao bom senso: se parece bom demais para ser verdade, quase certamente é.

BOAS NOVAS NO INTESTINO

Por fim, vamos considerar uma das mais novas áreas de pesquisa em saúde: que benefícios podemos ter ao modificar um dos nossos sistemas internos mais misteriosos, o "bioma intestinal"?

Seu corpo é como uma agitada metrópole cujos cidadãos são micróbios: bactérias, vírus e fungos. Trilhões deles cobrem sua pele e colonizam seus intestinos. Alguns são prejudiciais e podem causar doenças. Outros são úteis – até mesmo essenciais para o funcionamento fisiológico saudável – e fazem coisas notáveis. Microrganismos no estômago e nos intestinos compõem o "microbioma", ou "bioma" intestinal – um ecossistema natural de micróbios que ajudam a decompor alimentos, auxiliam a digestão e muito mais. Eles estão envolvidos na produção de moléculas essenciais, como a vitamina K, para a coagulação do sangue e a construção óssea; e de algumas vitaminas do complexo B, que ajudam o metabolismo e precisam ser repostas regularmente, pois o corpo não consegue armazená-las. Esses microrganismos também dão suporte ao sistema imunológico, protegendo o corpo contra patógenos. No entanto, o que fazem de mais interessante é produzir compostos que influenciam o funcionamento do cérebro.

Muita gente fica espantada ao descobrir que o intestino e o cérebro se comunicam, e não apenas a respeito do que gostaríamos de comer no jantar. Alguns dos sinais percorrem uma rede de células nervosas. Outros seguem um caminho mais surpreendente: são transmitidos por meio de substâncias químicas psicoativas que viajam do intestino para o cérebro pela corrente sanguínea.

Pesquisadores, desenvolvedores de medicamentos e profissionais de saúde estão cada vez mais interessados em saber se as doenças mentais podem ser tratadas com a manipulação do bioma intestinal. Os primeiros resultados são animadores. Trabalhando com voluntários que tinham transtorno depressivo maior, cientistas prescreveram um suplemento probiótico que continha três cepas de bactérias:[11] *Lactobacillus acidophilus*, comumente encontrada em iogurtes; *Lactobacillus casei*, usada na fabricação de queijo; e *Bifidobacterium bifidum*, encontrada no intestino humano e essencial à vida. Nenhum fármaco psicoativo foi administrado. O experimento envolveu apenas suplementos na forma de bactérias. Resultado: os voluntários que tomaram o probiótico apresentaram níveis mais baixos de depressão que aqueles que não tomaram. Descobertas semelhantes foram feitas no tratamento da ansiedade. Assim como na depressão, a ansiedade está relacionada à função da dopamina, e as bactérias parecem oferecer alívio para ambos os males.

Isso aponta uma possibilidade interessante: será que essas bactérias poderiam fazer parte de novos tratamentos para pessoas que não respondem a medicamentos? E retornando ao nosso interesse original: há alguma cepa de bactérias que possa aumentar a dopamina numa pessoa saudável?

Cientistas da Escola de Medicina Perelman, na Universidade da Pensilvânia, abordaram diretamente essas questões observando como camundongos costumavam se exercitar. Descobriram que alguns passavam muito mais tempo que outros correndo dentro de uma roda de exercícios. Em seguida sequenciaram o genoma dos animais e estudaram diversos metabólitos em suas correntes sanguíneas,* mas nada disso explicou a diferença.[12] Foi so-

---

* Para quem não está familiarizado com o jargão da biologia, *genoma* é o conjunto de todos os genes de um ser vivo, incluindo "instruções" biológicas para o crescimento e o desenvolvimento. Um *metabólito* é um produto de processos químicos do corpo.

mente quando se concentraram no microbioma que respostas começaram a surgir. Para confirmar que o exercício era impulsionado pelo microbioma, eles separaram alguns dos camundongos de alto desempenho e lhes ministraram antibióticos para matar suas bactérias intestinais. O resultado foi impressionante: o tempo gasto na roda caiu em 50%.

Em seguida os cientistas criaram camundongos sem germes – ou seja, nascidos sem nenhum microrganismo no intestino. Esses espécimes não demonstraram muito interesse em se exercitar até que os pesquisadores transferiram para eles amostras de microbiomas dos camundongos de alto desempenho. Como resultado, os camundongos "preguiçosos" melhoraram a ponto de seu desempenho se equiparar ao dos camundongos doadores. Usando antibióticos que eliminavam apenas certas cepas de bactérias, os pesquisadores finalmente encontraram duas responsáveis pelo aumento da atividade: *Eubacterium rectale* e *Coprococcus eutactus*. Essas bactérias produziam metabólitos especiais, conhecidos como *aminas de ácidos graxos*, que aumentavam os níveis de dopamina durante os exercícios e intensificavam a motivação – pelo menos para o exercício, e pelo menos entre camundongos. Isso mesmo: dopamina turbinada em organismos saudáveis!

Como isso pode beneficiar o restante de nós ainda não está claro, mas vejamos o que podemos fazer agora mesmo. Se o microbioma realmente aumenta a motivação dopaminérgica, podemos tentar melhorá-lo. As dietas ocidentais favorecem microbiomas pobres. Uma boa forma de contornar isso é adicionando fibras e alimentos fermentados à nossa alimentação. Os suplementos probióticos também oferecem alguns benefícios. Mesmo que não incluam especificamente *E. rectale* e *C. eutactus*, eles podem ser úteis: o probiótico comum *Lactobacillus casei* é capaz de aumentar os níveis de cepas benéficas, incluindo as duas primeiras.[13] Também inibem o crescimento de certas bactérias nocivas. Outras cepas bacterianas podem ter benefícios ainda desconhecidos. Os prebióticos – fibras solúveis que agem como um tipo de fertilizante para o intestino – também promovem o crescimento de *C. eutactus* e *E. rectale*. Se você está tentando aumentar sua motivação para fazer exercícios, talvez valha a pena acrescentar algumas colheres de chá de sementes de chia inteiras ou moídas à sua dieta diária, já que essas fibras prebióticas favorecem o crescimento de alguns dos grupos bacterianos que mencionamos aqui.[14]

A BUSCA CONTINUA

Temos tentado, mas ainda não conseguimos, encontrar maneiras de aumentar a dopamina em pessoas saudáveis. Ainda assim, a busca vale a pena. No reino das possibilidades médicas, é bom distinguir o que já é possível do que não é, e por quê. Esse conhecimento evita que embarquemos no marketing que faz esperanças parecerem fatos – o que, ironicamente, é a especialidade da dopamina do desejo.

Também vimos uma luz no fim do túnel: o bioma intestinal, que talvez um dia possa ser usado para aumentar nossa motivação para fazer exercícios. Não é exatamente o que estávamos buscando, mas, se isso nos tornar menos sedentários, os benefícios para a saúde serão enormes. A atividade física regular reduz o risco de cardiopatias, hipertensão, derrames, diabetes e outras doenças fatais. Em se tratando do cérebro, os exercícios melhoram diretamente o humor e o funcionamento cognitivo. Como mais de 75% dos americanos não se exercitam o suficiente, em parte por falta de motivação, o bioma intestinal pode sinalizar um novo mercado de bilhões de dólares, reduzindo gastos com problemas de saúde e garantindo uma vida mais longa e satisfatória para muita gente. A dopamina é capaz de influenciar todos os setores da vida.

Seria ótimo encontrar um produto farmacêutico – ou um alimento, um suplemento alimentar, um fragmento alterado de DNA, uma bactéria, um vírus ou um fungo – que pudéssemos engolir como um comprimido para aumentar nossos níveis de dopamina e usufruir de seus benefícios. Mas ainda não há nenhum. Quando tentamos alcançar um desempenho "além do normal", os resultados podem incluir depressão, vício e ansiedade. Muitas vezes não ocorre nenhuma mudança. Certos produtos farmacêuticos podem restaurar a função de um sistema dopaminérgico defeituoso, mas esses compostos aumentam a disponibilidade da dopamina já existente num cérebro saudável, e não sua quantidade.

Se algum dia o aumento neurológico dos níveis de dopamina se tornar possível, tudo indica que isso acontecerá pela manipulação do bioma intestinal. Mas a ciência está sempre olhando em todas as direções, então pode ser que a resposta venha de onde menos se espera. Uma coisa é certa: chegaremos lá. Afinal, em última análise, é a própria dopamina que motiva os cientistas... e todos nós.

Capítulo 3

JEJUM DE DOPAMINA

OU QUASE ISSO

Você sente que precisa fazer jejum de dopamina? Parabéns, já está fazendo!

Lembre-se: ninguém ingere dopamina. Cada pedacinho dela é produzido no cérebro. Mesmo que você bebesse um copão de dopamina, seu corpo impediria que ela chegasse às estruturas certas de modo a influenciar seu humor e seu pensamento. Sua fábrica interna de dopamina trabalha muito bem sozinha e não precisa da sua atenção nem do seu consentimento para realizar todo o trabalho.

Além disso, embora às vezes você possa se sentir sobrecarregado pelos efeitos da dopamina, não é possível eliminá-la por completo. Seu corpo não funcionaria sem ela. Quando uma infecção invade seu sistema circulatório, você não cogita se livrar do seu sangue por um tempo, certo?

"Ah, mas não é disso que estou falando", talvez você pense agora. "Quero só eliminar temporariamente a *sensação* que a dopamina me causa." Entendi, mas saiba que praticamente tudo, de alguma forma, é uma experiência dopaminérgica. É impossível fugir disso, a menos que você esteja inconsciente.

O que você pode fazer, no entanto, é reduzir ou eliminar alguns tipos problemáticos de estimulação dopaminérgica. É isto que um jejum de dopamina realmente significa: um pouco menos de ação dopaminérgica em determinadas atividades mentais. Isso pode restaurar seus níveis de tolerância e expectativa, permitindo que você desfrute de uma vida mais satisfatória. Com menos frenesi e mais autocontrole, você não se deixará levar por motivações, tentações ou compulsões exaustivas e opressivas. Ao reduzir drasticamente a estimulação por algum tempo, você permitirá que seu cérebro redefina o que foi danificado pelo uso excessivo e prepare o sistema dopaminérgico para reagir a estímulos mais sutis. Melhor ainda se usar esse tempo para criar novos hábitos e aprender a fazer escolhas melhores no futuro.

RECUPERANDO O EQUILÍBRIO

A expressão "jejum de dopamina" foi criada por Cameron Sepah, Ph.D. e professor de psicologia da Universidade da Califórnia em São Francisco.[1] Trata-se de uma estratégia para aproveitar os *mecanismos homeostáticos que o corpo usa para se ajustar a mudanças nas circunstâncias ambientais*. Esses conceitos são importantes, então vamos destrinchar alguns deles.

A palavra *homeostase*, de origem grega, significa "permanecer o mesmo", o que é uma grande prioridade para o corpo – e o motivo pelo qual a evolução humana criou tantos mecanismos para manter sistemas e órgãos funcionando dentro de parâmetros ideais. Se você fica com muito calor, seu corpo transpira para resfriá-lo; com muito frio, você treme, e isso o aquece. Os olhos mantêm a intensidade ideal de luz que chega às retinas contraindo as íris em ambientes claros e dilatando-as em lugares escuros. É dessas tendências fisiológicas (corporais) que estamos falando quando nos referimos a mecanismos homeostáticos típicos. Só que, com o uso excessivo e frequente, problemas aparecem.

Por exemplo, muitos alimentos comuns contêm açúcar adicionado: pão, molho de tomate, molho para salada, sopa enlatada... mas não os achamos doces. Os mecanismos homeostáticos associados ao paladar aumentaram nossa percepção para sentir quando algo é doce. Esse é um exemplo de *regulação negativa*, ou *infrarregulação* – processo que ocorre nos circuitos de dopamina e em muitos outros sistemas biológicos. Se você adotar uma dieta repleta de açúcar, precisará de uma grande quantidade de doçura para perceber o sabor doce. Por outro lado, se você evitar todas as formas de açúcar durante um mês, por exemplo, a regulação negativa se transformará em *suprarregulação*, tornando-o especialmente sensível à doçura: um pedaço de pão teria gosto de bolo e muitos outros alimentos processados lhe pareceriam intragáveis de tão doces.

A maioria das coisas que nos dão prazer estão sujeitas à infrarregulação homeostática, o que significa que, quando essas coisas são repetidas, se tornam menos prazerosas. A fartura de lagosta já foi tão grande na costa de Massachusetts que era conhecida como a "barata do mar". As poucas pessoas que a consumiam com frequência, como a população carcerária, enjoavam dela não por causa do sabor, mas da repetição. Hoje, porém, a lagosta é considerada uma iguaria deliciosa, em grande parte porque a comemos raramente. No filme *Náufrago*, Tom Hanks fica preso numa ilha deserta onde, durante anos, não come nada além de caranguejos. Após ser resgatado, o bufê luxuoso em sua festa de boas-vindas tem como prato principal algo especial para seus anfitriões: caranguejos. Ele, é claro, pega um com ar de desgosto.

O que nos traz de volta à regulação negativa da dopamina. Imagine que você abriu todas as janelas da sua casa e, um tempo depois, começou a ventar muito lá fora. Você vai querer fechar algumas. Com menos janelas abertas, você precisará de mais vento para sentir o frescor dentro de casa. O cérebro faz algo parecido quando sofre um forte choque de dopamina: ele "fecha algumas janelas", ou seja, reduz o número de receptores dopaminérgicos que podem captar moléculas de dopamina. Quando esses picos de estimulação se tornam comuns, como no caso da dependência química, mais receptores se fecham por muito tempo – alguns para sempre. Com menos receptores disponíveis, será preciso mais dopamina para sentir o mesmo efeito. Esse é o mecanismo da tolerância.

No caminho inverso, a suprarregulação restaura e repovoa os receptores de dopamina. Isso acontece quando o estímulo dopaminérgico é significativamente reduzido por um longo período. Nesse caso, a menos que você tenha deformado o sistema para sempre (por uso extremo ou abuso prolongado), a quantidade de receptores retorna ao normal, assim como sua resposta ao estímulo.

É isso que significa o jejum de dopamina. O objetivo não é desligar o sistema dopaminérgico, o que é impossível, e sim torná-lo sensível a formas mais sutis de estimulação, o que possibilita sentir prazer de um jeito mais complexo e satisfatório.

O QUE NÃO FAZER

Uma matéria publicada em 2019 no *The New York Times*, "Como não sentir nada agora para sentir mais depois",[2] conta a história de dois empresários que, de vez em quando, agendavam um dia de restrição total. O objetivo era chegar o mais próximo possível de um estado em que não sentissem nada. Isso supostamente os deixaria mais sensíveis à dopamina. "Somos viciados em dopamina", admitiu um deles. "E, como obtemos muita dopamina o tempo todo, acabamos querendo cada vez mais. Ficamos indiferentes a experiências que antes eram prazerosas. Com a constante estimulação de dopamina, nosso cérebro ficou mais exigente."

Nos dias em que faziam esse jejum, eles seguiam regras rígidas: nada de comer, nada de olhar para telas, nada de ouvir música, nada de fazer exercícios, nada de fazer contato visual ou físico (nem mesmo um aperto de mãos), nada de trabalhar e nada de falar além do "absolutamente necessário". O fotógrafo que tirou as fotos para a matéria não teve permissão para usar flash porque os dois homens temiam que uma mudança repentina na iluminação estimulasse a dopamina. Em parte, a ideia geral era boa, mas algumas das restrições foram inúteis – até mesmo contraproducentes.

Eles estavam no caminho certo quando eliminaram o trabalho. O trabalho costuma se concentrar no futuro: investimos tempo e recursos hoje para obter renda, reconhecimento ou poder amanhã. É uma atividade impulsionada pela dopamina. Evitar olhar para telas também fazia sentido. Muito do que fazemos no computador ou no celular tem a ver com planejamento e abstração, e é por isso que as telas estimulam a dopamina. Desligá-las, portanto, foi uma boa ideia. Por outro lado, o restante da abordagem não privou empresários apenas de dopamina e acabou custando caro.

Quando se privaram da estimulação dopaminérgica, eles também se desligaram dos prazeres proporcionados pelo sistema A&A. À medida que evitavam a excitação antecipatória – e muitas vezes vazia – da dopamina, eles também evitavam o que poderia ocupar seu lugar.

Para começar, eles interromperam os contatos sociais. Às vezes interagimos com os outros pensando em algum benefício futuro, mas, em geral, fazemos isso apenas pelo prazer de estar com alguém, um prazer poderoso proporcionado em parte pela oxitocina, um neurotransmissor A&A. Pense num simples sorriso. Pesquisadores da Hewlett-Packard utilizaram um escâner cerebral e um monitor de frequência cardíaca para calcular a influência de diversos estímulos no humor. Concluíram que um sorriso era tão prazeroso e estimulante quanto ganhar 2 mil barras de chocolate ou 25 mil dólares.[3*] Se sorrimos para criar um futuro melhor – para iniciar um novo relacionamento, impressionar um possível empregador ou cativar um cliente em potencial –, então sorrir é uma ação quase totalmente dopaminérgica. Mas com que frequência você sorri de modo calculado? Na maioria das vezes você sorri porque está feliz de verdade.

Pensemos também na restrição de exercícios físicos. O "barato" que muitos corredores sentem é tão intenso que podemos presumir que é impulsionado pela dopamina, mas não é. Essa euforia é causada pela endorfina, outro neurotransmissor A&A. Sob influência da endorfina, nos sentimos realizados e satisfeitos – justamente o oposto do que a dopamina faz, que é nos levar a querer sempre mais.

A combinação de todas essas renúncias negou aos empresários mais um benefício: a dopamina e as moléculas A&A podem se atenuar mutuamente. Se durante um jantar, por exemplo, você estiver profundamente envolvido em discutir planos para o dia seguinte, não prestará muita atenção nos sabores, aromas e texturas da sua refeição. Por outro lado, se estiver apreciando a consistência da massa ou o sabor de uma salada deliciosa, o relatório de amanhã estará longe de ser sua principal preocupação. Assim, o A&A pode contribuir para reduzir a atividade dopaminérgica e nos fazer sentir prazer com mais intensidade.

O jejum de dopamina precisa ser acompanhado pelo estímulo intencional do A&A, de modo a criar um prazer intenso desvinculado da ânsia. Para vivermos melhor, precisamos nos lembrar do seguinte: é possível obter grande prazer com experiências que não têm a ver com a dopamina. Existem muitas coisas maravilhosas e satisfatórias no momento presente. Ao se privarem disso, os empresários tornaram seu "jejum" mais difícil de manter.

* Embora tenha recebido muita atenção, esse estudo jamais foi revisado por pares ou mesmo publicado. Deve, portanto, ser encarado com muitas ressalvas. De todo modo, o senso comum nos diz que sorrir contribui para nossa felicidade provavelmente mais do que imaginamos.

Como se não bastasse, perderam a oportunidade de cultivar hábitos que poderiam reduzir para sempre o apelo da dopamina.

Por fim, eles também erraram ao tentar modificar o cérebro reservando um dia qualquer para sua heroica privação. Isso nunca teria como dar certo. Alguns sistemas corporais podem mudar com rapidez; por exemplo, quando está muito escuro e fica difícil enxergar, nossas íris logo reagem. Mas sistemas cerebrais como os circuitos dopaminérgicos mudam lentamente. Pense em quanto tempo levamos para aprender um novo idioma ou dominar uma nova técnica. Um dia de prática ocasional não resolve. O sucesso depende de comprometimento a longo prazo e repetição frequente. A suprarregulação é a restauração, em nível celular, dos receptores de dopamina – que não brotam da noite para o dia.

SEU JEJUM DE DOPAMINA

Para dar certo, seu jejum de dopamina deve ser implementado com mudanças pequenas, de modo a criar hábitos a longo prazo. Estas são as regrinhas básicas que você deve seguir:

Trate o jejum como um treino. Pense nesse esforço como se fosse um treino físico. Ao começar a malhar na academia, algumas pessoas ficam ansiosas para ver mudanças no corpo. Querem se sentir saudáveis e bonitas o mais rápido possível. Como os empresários citados, elas imaginam que, quanto mais se exercitarem, melhores serão os resultados, mesmo que isso as leve aos limites da exaustão. Você já sabe como a história termina: elas exageram no treino no primeiro dia, mal conseguem se mexer no dia seguinte e acabam desanimando. Essa abordagem nunca funciona. O ideal é começar com pequenas mudanças e desenvolvê-las lentamente ao longo do tempo – e isso se aplica tanto aos exercícios físicos quanto à maneira como você lida com a dopamina.

Comece com pequenas mudanças diárias. Reduza a estimulação de dopamina em horários específicos do dia. Em vez de passar horas jogando videogame ou vendo vídeos no TikTok, leia um livro ou converse com alguém. Escolha um momento do dia para evitar doces, compras ou redes sociais. Qualquer coisa que afaste você da sedução da dopamina é boa; qualquer coisa que a substitua por atividades do A&A é melhor ainda. Mas certifique-se de manter esse plano todos os dias. A abstinência ocasional de atividades dopaminérgicas não produzirá no cérebro mudanças de longo prazo. Pense em termos de exercícios físicos: é melhor fazer uma pequena caminhada todos os dias do que uma corrida pesada uma vez por semana.

Não reduza, elimine. Lembre que a abordagem mais eficaz é escolher uma tentação que signifique pouco para você, mas que seja muito comum no seu dia a dia, e eliminá-la por completo em vez de reduzi-la aos poucos. Se fizer isso pela metade, sua ânsia pela dose de dopamina jamais desaparecerá e, em algum momento, você vai perder sua força de vontade. É por isso que ex-alcoólatras quase nunca conseguem voltar a beber moderadamente. As emoções dopaminérgicas comuns às quais a maioria das pessoas se entrega não são tão viciantes quanto o álcool, mas a regra é a mesma: se você ficar indo e vindo, a luta será eterna.

Eliminar a tentação por completo, por outro lado, costuma ser mais fácil do que as pessoas imaginam. Você olha as notificações no celular assim que acorda? Pare com isso. No início você pode se sentir mal, inseguro e até ansioso. Mas, se persistir, essas sensações logo vão desaparecer e você verá que não é tão difícil assim criar um novo hábito. Em alguns casos, antigos prazeres até se transformam em repulsa. Quando cortam o açúcar da dieta, com o tempo algumas pessoas desenvolvem algo que vai além do desinteresse: elas passam a olhar para uma fatia de bolo como quem olha para um grampeador – de repente, guloseimas não parecem nem sequer comestíveis.

Separe bem o que é necessário daquilo que apenas parece ser. É possível eliminar completamente as drogas ou o álcool da vida de uma pessoa, mas nem sempre dá para fazer isso com redes sociais, compras e sexo. Nesses casos, o objetivo é distinguir o que é necessário para o trabalho e a vida daquilo que serve apenas para acionar o prazer da dopamina. Seja honesto consigo mesmo. Ao tomar suas decisões, tenha em mente qual é seu propósito: sentir-se melhor a longo prazo. Evitar a dopamina é um esforço que vale a pena – e que ficará mais fácil a cada dia.

Não se torture abdicando de qualquer prazer. Não cometa o mesmo erro daqueles empresários. É impossível não sentir nada; somos seres humanos. O fracasso é certo quando se estipula um objetivo inalcançável.

Lembre que grandes mudanças doem no início, mas essa dor passa. O corpo humano reage a mudanças, pois procura manter a homeostase. Nesse processo, sentimos incômodo e até mesmo dor. Por exemplo: parar de consumir açúcar pode ser bem desagradável durante um tempo, desencadeando ressentimento, depressão, ansiedade, insônia, falta de concentração e muito mais. Mas isso não dura para sempre. Algumas pessoas se sentem melhor depois de alguns dias; outras, após algumas semanas. Quando o corpo finalmente se adapta, algo maravilhoso acontece: recuperação.

Quando sai de uma sala bem iluminada e entra num cômodo escuro, você não consegue enxergar de imediato, mas isso se resolve em questão de segundos. O mesmo acontece com outras adaptações, mesmo que sejam um pouco mais lentas.

Pense nos processos restauradores que estão ocorrendo em nível celular. Quando você para de superestimular os circuitos cerebrais de prazer, eles se tornam mais numerosos e mais sensíveis, o que intensifica os prazeres que você vivencia. Isso torna possível, por exemplo, que você sinta mais prazer comendo um punhado de uvas do que um biscoito recheado. E o prazer estará não apenas no açúcar natural da fruta, mas também na miríade sutil de sabores. É como trocar as luzes ofuscantes de uma boate pela luminosidade multicolorida de um pôr do sol.

Use as palavras certas. Precisamos de um novo nome. Em vez de "jejum", podemos chamar o processo de *revitalização de dopamina*. Não se trata de eliminar todos os prazeres mundanos, mas de trocar a estimulação bruta pela apreciação das sutilezas que enriquecem nossa vida. Após anos precisando de cada vez mais estímulos para obter a mesma sensação agradável, vamos nos regular para precisar de menos. Com isso, sentiremos *mais*. Quando recuperarmos o que estava sendo perdido, ficará mais fácil sentir prazer – e ser feliz.

RECUPERANDO UM GOSTO MAIS PROFUNDO PELA VIDA

Doses rápidas de estímulo dopaminérgico proporcionadas por celulares, doces e outras fontes de prazer aumentam a tolerância homeostática. Isso significa que precisamos de cada vez mais estímulos para sentir o mesmo prazer. Para piorar as coisas, a redução do prazer pode aumentar a sensação de ânsia, e o resultado é uma busca obsessiva que parece – e é – cada vez mais inútil.

A vida moderna favorece esse cenário. Nossos dias são uma sequência de estímulos dopaminérgicos seguidos imediatamente por uma reação, em geral, impensada. Não refletimos com muita frequência sobre o porquê de estarmos buscando estímulos nem paramos para aproveitar nossas conquistas no aqui e agora. Tudo isso nos leva à regulação negativa e à necessidade de cada vez mais para sentir cada vez menos. A boa notícia é que, quando evitamos certos estímulos – mesmo que poucos –, quebramos o padrão. Cada dia deixa de ser uma cadeia ininterrupta de demandas e reações e se transforma numa sequência de atividades cujo valor (ou falta de valor) reconhecemos mais naturalmente. Isso nos permite escolher nossas reações. Podemos, por exemplo, decidir gastar menos tempo sonhando com um futuro idealizado e mais tempo aproveitando os prazeres palpáveis da vida diária.

Mas saiba que, ainda assim, sentiremos insatisfação. Ela não vai embora, nem deveríamos esperar que fosse. A felicidade constante é um problema. Lembre-se: uma pessoa feliz não se sente impelida a melhorar o mundo nem a si mesma. De todo modo, com um sistema de dopamina revitalizado, teremos mais satisfação com menos estímulos dopaminérgicos e sentiremos um prazer mais frequente e intenso no aqui e agora. Nesse processo, nos sentiremos mais humanos.

A revitalização de dopamina diminui nossa tolerância, tornando mais fácil sentir seus estímulos. A certa altura, até uma torrada pode parecer mais deliciosa. Começamos a extrair mais prazer de eventos cotidianos: ler um bom livro, pedir uma refeição saudável, receber um sorriso inesperado de um desconhecido. Os picos de estimulação do A&A também se tornam mais agradáveis: uma sobremesa caseira, uma taça de champanhe numa festa ou o reconhecimento por um trabalho excepcional. Estímulos assim nos mantêm longe da insatisfação constante, pois restauram a cor e a alegria da vida.

UM BELO DESAFIO

Não vai ser fácil, mas tente assim mesmo.

Na peça *A tempestade*, de Shakespeare, Próspero, o duque exilado de Milão, quer que sua filha se case com o príncipe de Nápoles. Ele consegue juntá-los e, sem sombra de dúvida, é amor à primeira vista. Próspero, no entanto, resolve dificultar as coisas para o príncipe. Não quer que ele conquiste sua filha com muita facilidade, pois pode não valorizá-la como ela merece. "Conquistas fáceis desvalorizam o prêmio", diz ele.

O comediante e filósofo Rodney Douglas Norman recomenda algo semelhante em seu poema chamado "Espero que você tenha a sorte de experimentar o infortúnio".[4] Rodney diz que a melhor motivação não é a dificuldade, mas o fracasso. "Espero que você seja negligenciado, ignorado e esquecido", escreve ele. Então nos deseja mais resistência contra a busca da dopamina por aplausos e aceitação: "Espero que você aprenda que não precisa da aprovação dos outros."

O progresso tecnológico que torna nossa vida cada vez mais fácil também nos leva a desvalorizar coisas que costumavam ser preciosas. Recompensas que antes exigiam trabalho duro e perseverança agora podem ser obtidas com um toque numa tela. As redes sociais facilitam a busca por atenção, e as compras on-line nos garantem ao meio-dia o que encomendamos pela manhã. Até calorias são fáceis de obter. O maior desafio dos nossos antepassados já foi a sobrevivência, mas esse tempo acabou. Agora a satisfação custa pouco, e doses constantes de dopamina entorpecem nosso sistema de recompensa, nossa mente e nossa vida. Por isso temos que fazer algo para o qual a evolução não nos preparou: dominar os circuitos primitivos da nossa mente para que eles não estraguem nossa vida numa busca desenfreada não pela sobrevivência, mas por fartura constante. Negar-se um prazer não é algo natural, mas, numa era de tanta fartura, pode ser uma bênção.

O jejum de dopamina pode ser uma tendência recente, mas a ideia geral – o poder da abnegação – existe há milhares de anos. O filósofo grego Epicuro escreveu: "Seja moderado se quiser saborear em fartura as alegrias da vida." Ele nada sabia sobre o sistema dopaminérgico, mas percebeu os perigos do excesso. Não é fácil desafiar as forças evolutivas que moldaram nossos circuitos cerebrais, mas seguir esse propósito pode nos ajudar a recuperar a alegria que nascemos para viver.

Capítulo 4

TECNOLOGIAS PROMISSORAS

TESTANDO, TESTANDO

Agora que você se esforçou para aumentar ou reduzir a dopamina e viu o resultado em seus sentimentos e comportamentos, talvez queira achar um jeito de medir esses níveis em termos numéricos. O problema é que tentar descobrir seu "nível" de dopamina simplifica demais a questão. Podemos descobrir – e medir – muito mais que isso.

Quando falamos sobre exames médicos, geralmente pensamos em exames de sangue. Eles são ótimas fontes de dados, já que muitas substâncias importantes são encontradas na corrente sanguínea, mas não servem muito ao nosso propósito, pois os níveis de dopamina são mais relevantes em nível celular. Para obter detalhes sobre uma atividade dopaminérgica, seria preciso explorar o cérebro com "eletrodos em microescala" e fazer as observações em altíssima resolução – o que só aconteceu até agora em ambientes experimentais.[1]

No entanto, em 2023, uma equipe multidisciplinar de cinco cientistas documentou uma medição de dopamina a partir de uma descoberta relativamente nova: os pontos quânticos de carbono (PQCs). Os PQCs estão entre as menores coisas que conhecemos: estão para o diâmetro de um fio de cabelo como uma bola de tênis está para dois campos de futebol. Quando as coisas são tão pequenas assim, as leis da física costumam ficar estranhas. Os PQCs são usados, por suas propriedades fotoluminescentes, na administração de medicamentos ao cérebro e para reagir a determinadas moléculas. Como são praticamente inofensivos dentro do corpo, são ideais para pesquisas e avaliações neurológicas – pois são estáveis e muito resistentes a tudo que está ao redor. Isso significa que podemos introduzi-los no corpo sem problemas – e, como testes de medição exigem que cheguemos bem perto daquilo que está sendo medido, os PQCs podem ser uma excelente ferramenta. Num ambiente cuidadosamente preparado, a radiação emitida pelos PQCs é proporcional à quantidade de dopamina ao redor deles – e é bom enfatizar aqui as palavras "ambiente cuidadosamente preparado". Hoje em dia, seria quase impossível criar esse ambiente num consultório médico ou mesmo num hospital. Mas esses experimentos podem representar o primeiro passo rumo a um teste confiável que permita aos médicos diagnosticar distúrbios dopaminérgicos em nível molecular.[2]

Atualmente já existe um teste para medir os níveis de dopamina, mas ainda não se sabe ao certo se funciona bem. Ele é simples, *incrivelmente* simples: uma escala de dopamina é feita com base na quantidade de vezes que uma pessoa pisca os olhos espontaneamente por minuto. Um artigo de 2017 sobre a precisão desse método o descreveu como "inconsistente e incompleto".[3] Entretanto, parece ter algum valor, pelo menos em alguns casos e para determinadas pessoas. Além disso, o "teste das piscadas" ajudou a desenvolver outro possível intensificador de dopamina: um som bastante peculiar.

ESCUTA AQUI

Será que é possível alterar os efeitos da dopamina usando fones de ouvido? Num artigo de 2013, três cientistas relataram ter usado a quantidade de piscadas de olhos para medir os níveis de dopamina enquanto, ao mesmo tempo, criavam uma "ilusão auditiva" conhecida como batidas binaurais.[4] Os resultados foram promissores.

Para entender como os sons podem influenciar nossos sentimentos, precisamos aprender um pouco mais a respeito de ondas sonoras. Muitas coisas na natureza possuem atributos semelhantes a ondas sonoras, inclusive os padrões repetidos de atividade elétrica no tecido neural que compõe o cérebro. Consideremos algo bastante familiar: as ondas do oceano. Há muitos tipos de ondas oceânicas, desde suaves ondulações até aquelas que quebram na praia. As que quebram na praia são grandes e lentas; carregam muita energia e, em pouco tempo, vão moldando a faixa de areia. Já as ondulações suaves são pequenas e rápidas; seu efeito na costa é mais lento e sutil. Assim como as ondas do oceano, as ondas cerebrais são associadas a ações e resultados específicos.

Pense na frequência das ondas como a batida de uma música. "Stayin' Alive", dos Bee Gees, por exemplo, tem cerca de 104 batidas por minuto. As ondas cerebrais também têm frequências, e cada intervalo na frequência das ondas cerebrais é associado a uma atividade ou estado de espírito:

- **Ondas delta** ocorrem, no mínimo, uma vez a cada 10 segundos e, no máximo, 3,5 vezes a cada segundo (ou seja, estão no intervalo de 0,1–3,5 hertz). São associadas ao sono profundo e à infância.
- **Ondas teta** (3,5–7,5 Hz) estão associadas à criatividade, à fantasia e à intuição, bem como à falta de foco.
- **Ondas alfa** (8–12 Hz) são o estado mais comum do cérebro. Ocorrem durante a consciência simples e corriqueira. Se você está acordado e em repouso, provavelmente está produzindo ondas alfa.
- **Ondas beta** (12–30 Hz) ocorrem quando você está ocupado, tomando decisões, concentrado em algo ou pensando muito.
- **Ondas gama** (30–44 Hz) estão associadas ao processamento simultâneo em várias áreas do cérebro. Essa é a mais alta entre as frequências comuns.

Agora considere o som – uma forma de onda repetida várias vezes que atravessa um meio, como o ar. O motor de um carro emite um som relativamente baixo, que aumenta à medida que você acelera. Por que isso acontece? Porque o motor passou a executar mais rotações por minuto, e a frequência mais alta de atividade cria um som mais agudo.

Com tudo isso em mente, agora podemos examinar uma característica extravagante do cérebro. Se emitirmos um tom num dos seus ouvidos e um tom ligeiramente mais baixo no outro, você ouvirá um pulso ou "batida" cuja frequência corresponderá à diferença entre as duas notas. Por exemplo, se uma delas for a nota musical dó a 132 Hz e a outra for a nota musical lá a 78 Hz, você ouvirá* uma batida que corresponderá à diferença entre elas, ou seja, 54 Hz.[5] Isso nos leva a um resultado surpreendente: *muitas dessas frequências de batidas binaurais parecem mudar a frequência das ondas cerebrais e, consequentemente, algumas funções do cérebro, impactando o humor, os sentimentos e a cognição.* Tudo que precisamos fazer é criar uma frequência binaural específica escutando tons diferentes em cada ouvido. Com isso, nossas ondas cerebrais entrarão em sintonia com o som, estimulando atividades relacionadas a essa frequência.

E uma das atividades que podemos estimular é o circuito da dopamina. Os autores do artigo de 2013 estudaram o efeito das batidas binaurais sobre a criatividade. Concluíram que elas parecem melhorar a capacidade do cérebro de reunir muitas ideias diferentes num tempo relativamente curto,[6] uma habilidade chamada "pensamento divergente" (que abordaremos em detalhes no Capítulo 10). Essa coleta de informações discrepantes, um tipo particular de brainstorming, é o primeiro passo para o pensamento criativo, pois produz novas ideias conectando elementos que de outro modo não seriam interligados. Em termos de influência na dopamina, os resultados da pesquisa sugerem que as batidas binaurais favorecem apenas pessoas com dopamina baixa. Por outro lado, em mais um exemplo de como o cérebro reage ao hiperestímulo, pessoas com dopamina normal ou elevada podem apresentar capacidade criativa *reduzida* ao ouvir as batidas binaurais.

Não sabemos ainda como tudo isso funciona, mas trata-se de uma interessante área de pesquisa. As batidas binaurais podem um dia nos ajudar a ser mais criativos quando estivermos com deficiência de atividade dopaminérgica. Talvez no futuro possamos usar a estimulação auditiva para alterar os níveis de dopamina e influenciar nosso humor, nossos sentimentos e nossa cognição. Provavelmente esse futuro ainda está longe, mas os resultados até agora têm sido intrigantes.

---

* Às vezes a frequência da batida é muito baixa para ser ouvida conscientemente, mas o cérebro ainda a sente e reage a ela.

EM BUSCA DE UM TREINO MAIS FÁCIL

Todo mundo quer se sentir mais motivado, e um dia a dopamina pode nos ajudar com isso. Vejamos como.

Sabemos que a manipulação do microbioma aumentou a atividade dopaminérgica em camundongos e os motivou a se exercitar. Sabemos também que seres humanos com níveis relativamente altos de dopamina costumam se sentir mais dispostos a treinar – mas isso só acontece quando vislumbram uma recompensa.

Será que a dopamina pode nos motivar – nesse caso, a fazer exercícios físicos – sem que tenhamos uma recompensa à frente?

Para investigar essa questão, pesquisadores reuniram 19 voluntários (diagnosticados com baixa dopamina em função da doença de Parkinson) e os acompanharam ao longo de três experimentos. Em alguns dias, os indivíduos tomavam sua reposição habitual de dopamina; em outros, eram instruídos a não tomá-la. Durante vários dias, os participantes foram orientados a pressionar um handgrip (uma espécie de alicate para exercícios) que media a pressão exercida.

Experimento 1

Os pesquisadores pediram aos voluntários que pressionassem o handgrip e classificassem a dificuldade.

Resultados: Quando tomaram medicamentos para normalizar seus níveis de dopamina, os participantes relataram com precisão a resistência do aparelho. Quando não tomaram medicamentos e permaneceram com a dopamina baixa, eles exageraram a dificuldade do exercício.

Conclusão: *Quando os níveis de dopamina estão abaixo do normal, um exercício físico pode ser considerado mais difícil do que realmente é, o que pode ser um fator de desmotivação.*

Experimento 2

Os pesquisadores pediram que alguns voluntários tomassem o medicamento para restaurar a dopamina e outros, não. Então deram duas opções a cada participante:

- Opção 1: Pressione um handgrip fácil de apertar.
- Opção 2: Jogue uma moeda para o alto. Se der cara, pressione um handgrip totalmente frouxo, que não exigirá esforço algum. Se der coroa, pressione um handgrip mais duro que o normal.

Resultados: Os participantes com níveis normais de dopamina eram mais propensos a arriscar no cara ou coroa uma tarefa mais difícil. Os com baixa dopamina tendiam a escolher a opção fácil.

Conclusão: *Quando os níveis de dopamina estão abaixo do normal, a pessoa pode ter menos confiança em sua capacidade de concluir uma tarefa física, o que torna menos provável que ela tente cumpri-la.*

Experimento 3

Os pesquisadores deram duas opções a cada participante:

- Opção 1: Aceitar uma pequena quantia em dinheiro e ser dispensado de participar de uma tarefa física.
- Opção 2: Jogar uma moeda para o alto. Se der cara, nada de dinheiro. Se der coroa, o participante recebe um valor maior que o da Opção 1.

Resultados: Não houve diferença nas escolhas entre o grupo medicado e o não medicado.

Conclusão: *A influência da dopamina no aumento da confiança parece ser específica para a atividade física.*[7] *Aparentemente ela não tem efeito na confiança geral nem nos riscos não físicos.*

Essa e outras pesquisas semelhantes sugerem que algum dia possa surgir um tratamento relacionado à dopamina que nos faça perceber um exercício físico (ou outra tarefa exigente) como menos exaustivo do que realmente é. Isso poderia nos tornar mais inclinados a praticar exercícios físicos, o que viria a calhar num mundo onde a obesidade e o sedentarismo são tão comuns e prejudiciais à saúde.*

CHOQUE DE CRIATIVIDADE

A tecnologia atual nos permite fazer quase tudo com mais rapidez e facilidade. Com calculadoras e computadores, realizamos cálculos complexos que, manualmente, levariam muito mais tempo. A inteligência artificial pode acelerar o processo de escrita de um e-mail ou até de um livro inteiro. Mas será que pode existir alguma tecnologia que aumente nossa criatividade?

Pesquisas recentes sugerem que sim, e talvez em breve. Ela poderia, inclusive, não apenas aumentar níveis baixos de criatividade como também turbinar cérebros "normais" sem efeitos adversos. Já existem várias formas de melhorar o desempenho cerebral usando eletricidade. A mais conhecida é a eletroconvulsoterapia, ou terapia de choque elétrico, usada para tratar casos graves de depressão. Outra é a estimulação magnética transcraniana, que é semelhante à eletroconvulsoterapia, mas, em vez de fazer a corrente elétrica atravessar o cérebro, usa um campo magnético para criar correntes mais brandas. No entanto, as tecnologias de estimulação cerebral que nos interessam são tão novas que mal foram investigadas.

A estimulação transcraniana por corrente contínua (ETCC) é uma ferramenta mais precisa que as duas anteriores e parece realizar, mediante estímulos elétricos, o que hoje só podemos fazer com medicamentos. O alprazolam, por exemplo, tem efeito sedativo porque estimula a liberação de GABA, neurotransmissor que bloqueia alguns sinais de estresse no cérebro.

* Ainda não há pesquisas que apontem um jeito de tornar os treinos mais divertidos, embora minha academia ofereça garrafas gratuitas de água mineral e tenha TVs enormes instaladas nas paredes. É o que temos por ora.

A ETCC faz o mesmo, mas usando eletricidade* em vez de neuroquímica, embora o efeito não seja tão forte quanto o farmacológico. O método não é invasivo: eletrodos cuidadosamente posicionados na cabeça nos permitem escolher as estruturas que queremos estimular.

E se pudéssemos aumentar a criatividade usando a ETCC para inibir o circuito de controle da dopamina? Isso seria útil, já que esse circuito bloqueia ideias estranhas ou aparentemente irracionais, que costumam ser úteis quando pensamos em novos projetos e abordagens. O circuito de controle envolve o córtex pré-frontal, que fica logo atrás da testa e é a única parte do sistema de controle que podemos alcançar com a ETCC. Num experimento científico, pesquisadores posicionaram um eletrodo negativo sobre essa área, esperando inibir o circuito de controle e facilitar a entrada de ideias estranhas no circuito do desejo, lar do pensamento criativo. Como resultado, os voluntários foram capazes de imaginar novos usos para objetos cotidianos com mais frequência do que os voluntários que não receberam estímulos. Segundo os pesquisadores, essas novas ideias eram particularmente estranhas ou incomuns, o que creditaram ao aumento da criatividade.[8] Ideias normais também surgiram, pois não estavam sendo bloqueadas – é importante dizer isso, já que não queremos aplicar nossa criatividade apenas em ideias malucas (desejamos apenas uma pitada de loucura).

A ETCC ainda não é amplamente usada para tratar pacientes. É só uma ferramenta que cientistas usam para observar o que acontece no cérebro após determinada manipulação. Sua tecnologia é bastante simples e há até dispositivos à venda na internet. Alguns universitários chegaram a dar um de presente para Dan Lieberman, meu amigo e parceiro em *Dopamina: a molécula do desejo*. O dispositivo está exposto numa prateleira em seu escritório, mas Dan ainda não foi corajoso (ou imprudente) o bastante para usá-lo em si mesmo. Pedi a ele que me avisasse quando fosse usar; acho que renderia no mínimo uma tarde divertida.

Temos motivos para acreditar que alguma versão dessa tecnologia pode,

---

* Um receptor tem carga positiva ou negativa em relação ao fluido em que está inserido. Introduzir eletricidade nesse ambiente muda essa carga, e a carga é o que determina se um neurônio dispara ou não. Tudo isso é muito interessante para quem gosta do assunto, mas é possível entender a ideia geral sem mergulhar nesses detalhes.

um dia, turbinar nossa criatividade. Provavelmente é só uma questão de tempo para que as pesquisas avancem – e para que apareça alguém disposto a servir de cobaia.

QUE TAL TER SUA VIDA DE VOLTA?

Muitos tratamentos atuais relacionados à dopamina oferecem seus benefícios à custa dos prazeres mais simples da vida. Por exemplo, certos antidepressivos prejudicam a vida sexual.

E se pudéssemos evitar isso?

Uma substância ainda em fase de estudos pode ser a solução, embora seu desenvolvimento lembre menos uma pesquisa médica e mais a história da origem de um super-herói.

Eis um fato pouco discutido fora das pesquisas farmacológicas: diversos medicamentos surgem como venenos. A penicilina, como você provavelmente já sabe, vem do mofo – algo que ninguém gostaria de ingerir. Outro exemplo: quase cem anos atrás, veterinários notaram que vacas machucadas comiam uma espécie de trevo que costumava ser fatal para vacas saudáveis, mas as ajudava quando estavam doentes. Ficou então demonstrado que a planta tinha uso medicinal em humanos, e seu extrato acabou se tornando o anticoagulante varfarina.[9] O lítio, um dos mais inovadores medicamentos psiquiátricos do século XX, foi desenvolvido pelo psiquiatra australiano John Cade – que descobriu seu poder trabalhando com uma extensa coleção de urina de seus pacientes.[10] (Ele guardava as jarras na geladeira. Da próxima vez que você se sentir mal ao olhar para sua despensa, pense na cozinha do Dr. Cade.)

O exemplo mais recente envolve as betacarbolinas, associadas à doença de Parkinson. Em altas concentrações, seus compostos podem atacar e destruir o sistema dopaminérgico, neurônio por neurônio. Mas, quando modificamos levemente uma betacarbolina,* algo surpreendente acontece: ela para de destruir os neurônios de dopamina e passa a protegê-los,

* Se estiver curioso, trata-se de mudar um átomo de carbono de uma posição para outra na molécula.

criando o que dois neurocientistas russos chamaram de "bons elementos numa família ruim".[11] Os neurônios reabilitados otimizam o uso de oxigênio pelas células de destino, promovendo, em última instância, a criação de mais dopamina. As células restauradas, por sua vez, sobrevivem melhor em condições estressantes, proliferam mais facilmente e se conectam melhor com outras células. O resultado é um organismo otimizado.

Como vimos, brincar com o sistema dopaminérgico também pode ter efeitos desagradáveis. Testadas em animais, essas betacarbolinas modificadas levaram a melhorias no aprendizado e a uma adaptação mais rápida a novos ambientes. Mas isso não garante que terão o mesmo efeito em seres humanos – e parece que até agora nenhum estudo comprovou isso, embora não tenha sido por falta de tentativa. Como essa abordagem ainda não é regulamentada pela FDA (órgão responsável pela saúde pública nos Estados Unidos), as pessoas podem fazer o que quiserem com ela,* e algumas fizeram. Os resultados foram intrigantes. Veja como um usuário descreveu a experiência:

> *Usei [esse composto] depois de anos tomando medicação para TDAH, que me deixava entorpecido e alheio aos estímulos do mundo. Após alguns dias já senti diferença. Voltei a curtir esportes e a socializar. Sei que minha experiência é subjetiva, mas há muitos depoimentos parecidos com o meu na internet.*
>
> *Os efeitos atingem o ápice na primeira semana e se estabilizam depois. Não provocam nenhum "barato", só um leve estímulo. Você recupera o prazer com coisas simples como caminhar ao ar livre ou admirar um jardim. O efeito não passou com o tempo; simplesmente se tornou meu novo normal, por assim dizer. E isso já tem anos.*[12]

De certa forma, as evidências atuais para esse tipo de tratamento são semelhantes às disponíveis para suplementos nutricionais, cujas alegações se baseiam em estudos com animais, relatos subjetivos e pouco mais que isso. Porém, deixando de lado a necessidade de uma amostragem maior, os estudos com animais são confiáveis, a começar pelo fato de que foram

---

* Você deve ter notado que não dei nome ao composto. Não é ilegal realizar experiências fora de laboratórios, mas os riscos são enormes.

realizados por indivíduos sem interesse financeiro no resultado. Quanto ao relato dos usuários, vale notar que essas pessoas estavam procurando ajuda, algumas desesperadamente. Elas não teriam por que falar bem de uma substância que não as ajudasse – na verdade, se a substância não fizesse efeito algum, elas teriam motivos de sobra para falar *mal*, pois teriam ficado decepcionadas mais uma vez.

Isso significa que quem pretende revigorar seus circuitos de dopamina deve recorrer a esse produto? Bem, não sabemos se ele funciona mesmo nem se é seguro. Houve melhorias cognitivas em animais que receberam doses baixas, mas dosagens mais altas provocaram comportamentos ansiosos e convulsões. Pessoas que não sofreram danos permanentes após tomar essa substância podem ter tido sorte, e as que experimentaram efeitos positivos podem ter tido *muita* sorte. Por outro lado, talvez estejamos diante de um remédio que, daqui a um tempo, será considerado milagroso. Seja como for, ainda não dá para determinar se a substância funciona, em que dosagem, em qual público nem por quê. Exceto para quem está em desespero, os riscos superam em muito os possíveis benefícios. Apesar disso, dentro de laboratórios e em testes humanos bem controlados, trata-se de um caminho promissor. Afinal, tudo que os cientistas querem é que esse tratamento funcione e traga algum alívio a quem precisa. Vamos aguardar.

OS SUBSTITUTOS

O que seria melhor do que introduzir dopamina num cérebro que não a produz em quantidade suficiente? Restaurar a capacidade do cérebro de criá-la. Em tese, é possível transplantar neurônios precursores para o cérebro, que se desenvolveriam até se tornar células completas, começariam a produzir dopamina e continuariam fazendo isso como se tivessem estado lá o tempo todo. Esse tipo de implante tem sido um sonho distante para os médicos há quase três décadas. Foi concebido após o primeiro isolamento de células-tronco embrionárias. Os progressos foram poucos, pois o trabalho é extremamente complicado, está vinculado a questões éticas e à regulação internacional, e os testes são arriscados para os pacientes voluntários. Mas um grupo de pesquisadores liderado por Claire Henchcliffe, neurologista da Universidade da Califórnia em Irvine, parece ter dado o primeiro passo rumo a um tratamento prático. Se tudo der certo, no futuro poderemos ter o tratamento mais poderoso da história da neurologia, capaz de restaurar a vida de milhões de pessoas com lesões e doenças cerebrais, inclusive doença de Parkinson.

O principal problema é a segurança. Quando a implantação desse tipo de célula em seres humanos dá errado, pode dar *muito* errado. Um teste realizado em 2000 acabou virando um pesadelo: as células recém-implantadas ficaram fora de controle e não puderam ser desligadas. Os pacientes mais jovens com doença de Parkinson apresentaram sintomas terríveis: não conseguiam parar de mastigar, de mexer os dedos e de agitar os braços. "Foi uma catástrofe", disse o Dr. Paul E. Green, um dos pesquisadores do estudo.[13]

Vinte anos depois, o trabalho da Dra. Henchcliffe abordou diretamente esse problema. Depois que estudos em animais mostraram excelente segurança e tolerabilidade, a equipe de Henchcliffe recebeu permissão para realizar o primeiro estudo em seres humanos. Eles então reuniram 12 pessoas com doença de Parkinson e implantaram em cada paciente neurônios produtores de dopamina (fabricados em laboratório), cuja escassez no cérebro é a principal causa da doença. As novas células não só produziram dopamina como parecem ter se tornado parte funcional do cérebro, permanecendo ativas por cerca de 18 meses até o momento em que escrevo este capítulo, em março de 2024.[14] Esses implantes, que fazem parte de um tratamento conhecido como MSK-DA01, "parecem ser seguros e podem ter reduzido os sintomas" em alguns participantes.[15] Esta é a promessa da medicina regenerativa: em vez de contornar o problema ou criar um substituto, o cérebro recebe literalmente uma nova versão da estrutura defeituosa. Essa é a diferença entre, por exemplo, implantar uma prótese de braço e desenvolver um novo. Nas palavras do CEO da empresa por trás dessa pesquisa: "Esperamos que chegue o dia em que as pessoas não pensem mais em si mesmas como portadoras de doença de Parkinson."[16]

O estudo de Henchcliffe foi um teste de fase I, o que significa que não era sobre eficácia, mas sobre segurança, efeitos colaterais e dosagem. Um teste de fase II produzirá dados concretos para esclarecer se o tratamento de fato funciona. Se funcionar, um teste mais amplo de fase III vai comparar os resultados obtidos com os dos tratamentos atuais. Se o novo tratamento se mostrar superior, o último passo será solicitar a aprovação da agência reguladora. O trabalho é ainda preliminar, e há muito esforço pela frente, mas é promissor. Caso funcione, esse tratamento pode abrir caminho para suplementar ou substituir neurônios em outros sistemas dopaminérgicos do cérebro.

O FIM DOS VÍCIOS?

Podemos curar algumas condições eliminando o problema por atacado. A malária responde a medicamentos com artemisinina.* O cólera é resolvido com antibióticos e reidratação. Um analgésico geralmente cura uma dor de cabeça. Outras condições não desaparecem, mas podemos acabar definitivamente com seus efeitos nocivos com um tratamento simples e contínuo, como diuréticos para tratar hipertensão ou terapia hormonal em casos de hipotireoidismo.

E se as compulsões e os impulsos induzidos pela dopamina pudessem desaparecer também? E se pudéssemos acabar com o vício?

Na medicina moderna, ninguém é curado de um vício. As pessoas aprendem a reduzir a pior parte da fissura e a controlar as compulsões remanescentes. É um excelente resultado, mas não é uma cura. O problema do vício está ligado às emoções, ao humor e ao desejo, que também fazem parte de coisas agradáveis. Para "curar" um vício, precisaríamos de uma substância que não apenas atuasse em aspectos específicos da experiência humana, mas também tivesse efeito apenas em determinadas situações. Especificamente, precisaríamos refrear a fissura que a dopamina ajuda a aguçar. Com os excessos ao longo do tempo, o prazer desaparece, mas a compulsão, não – esse é o poder do vício. A boa notícia é que esse fato aponta uma possível solução.

A semaglutida é o principal ingrediente em alguns medicamentos de marca, como Ozempic, Rybelsus e Wegovy. Inicialmente, a semaglutida era usada para tratar diabetes tipo 2, que engloba cerca de 90% dos casos de diabetes. Ela ajuda a controlar os níveis de açúcar no sangue, mas também faz outras

* Artemisinina nada mais é do que uma molécula de lactona sesquiterpênica que contém uma ponte de peróxido incomum. Em outras palavras, é uma erva chinesa que parece ter propriedades antiparasitárias.

coisas: retarda o esvaziamento gástrico e diminui a compulsão alimentar. O resultado disso é não só um melhor controle do diabetes como também a perda de peso. Esse efeito colateral ocorre em praticamente qualquer pessoa que toma semaglutida, com ou sem diabetes. As pessoas nem precisam se esforçar muito para diminuir a quantidade de alimentos ingeridos: elas simplesmente passam a comer menos. Esta é a chave para o sucesso da semaglutida: ela reduz o apetite para quase nada. Algumas organizações já estão recalculando a rota ao perceber que a semaglutida pode mudar a cultura e o comércio. Os Vigilantes do Peso, por exemplo, estão fechando muitos de seus estabelecimentos, talvez em parte por causa dessa mudança de paradigma. Tudo isso é importante, só que mais importante ainda é o fato de que esses novos medicamentos para perda de peso podem ter implicações históricas para os vícios em geral.[17] O "fim da compulsão" pode ser uma experiência profunda, e não precisei procurar muito para achar um exemplo.

Lutei contra a obesidade durante a maior parte da minha vida adulta. Perdia peso, mas sempre com muita dificuldade. Meu problema é simples e, se não é um vício verdadeiro, é quase isso: tenho compulsão pela experiência de comer. Posso estar empanturrado e ainda assim continuar comendo. Quando alguém me perguntava se eu queria uma pizza, minha resposta era sempre *sim*. Não me lembro de jamais ter perguntado a mim mesmo se estava com fome. Gostava da sensação de comer. Gostava do sabor da comida. Gostava da experiência de comer. Não fiz a cirurgia bariátrica porque ela limitaria para sempre minha possibilidade de me entregar a essa coisa que eu tanto amava. Para mim, ser incapaz de me fartar de comida seria como parar de respirar.

Quando passei a tomar semaglutida, o medicamento não reduziu apenas meu apetite – um resultado que eu já esperava –, mas também minha compulsão por comida, o que foi uma surpresa. Já tinham me dito que isso aconteceria, mas eu duvidava. No entanto, aconteceu, e foi incrível. Até que tive uma surpresa ainda maior: a semaglutida eliminou também meu desejo pelo prazer de comer – a experiência infinitamente satisfatória de consumir algo delicioso aqui e agora. Imagine esquecer alguém por quem você está apaixonado. Acontece. Agora imagine saber que você jamais voltará a se apaixonar e não dar a mínima importância ao fato. Por incrível que pareça, foi o que aconteceu.

Apliquei a primeira injeção em mim mesmo numa segunda-feira, às nove da manhã. Três horas depois, fui a um almoço de negócios num restaurante italiano que adoro – era um lugar relativamente novo, então ainda havia muita antecipação dopaminérgica ligada à experiência. No fim das contas, mal olhei o menu! Não só estava sem apetite como a comida não me atraiu. Só para não ocupar a mesa à toa, pedi apenas um acompanhamento e o belisquei. Tem sido assim desde então: *Comida? Não, obrigado. Estou sem vontade.*

O medicamento faz com que eu me sinta satisfeito o tempo todo, mas me sentir satisfeito nunca me impediu de comer. A diferença é que não sinto mais vontade de continuar comendo. Se alguém me perguntar agora se quero uma pizza, vou responder que não, não quero. O desejo simplesmente... se foi. O prazer intenso de comer? Também se foi. As coisas ainda têm gosto bom, mas o impulso descontrolado – aquela compulsão que me agarrava pelo pescoço, evaporou.

Não sou o único a passar por essa experiência. Muita gente diz ter perdido a compulsão, e não apenas por comida. Em toda a Grã-Bretanha, por exemplo, usuários de semaglutida relatam redução em anseios muito mais insidiosos, como os provocados pela dependência de álcool e nicotina, além de comportamentos como roer unhas, cutucar a pele e fazer compras compulsivamente.[18] Veja por que isso pode estar acontecendo.

A conexão entre dopamina e anseio começa no pâncreas.* A semaglutida leva o pâncreas a liberar insulina por um longo período (agentes semelhantes, como liraglutida e exenatida, agem em períodos mais curtos). Todos eles fazem isso estimulando um receptor do hormônio GLP-1, sigla em inglês para peptídeo-1, semelhante ao glucagon. Um composto que estimula um receptor é chamado de agonista, motivo pelo qual esses medicamentos são conhecidos como "agonistas do GLP-1". Além de estimular a liberação de insulina, eles agem ao longo da via dopamina-recompensa. É aqui que os efeitos promissores se iniciam: estudos em ratos e camundongos realizados entre 2018 e 2020 revelaram que esses fármacos tiveram efeito mediador na estimulação da dopamina produzida a partir do álcool,[19] da cocaína[20]

---

* Isso explica por que essa substância potencialmente milagrosa surgiu da pesquisa sobre diabetes.

e da oxicodona.[21] Uma pesquisa descobriu que a semaglutida "promoveu o crescimento de neurônios dopaminérgicos na substância negra" em camundongos.[22]

Há um longo caminho entre estudos de laboratório feitos em animais e tratamentos seguros e eficazes para os seres humanos, mas as pesquisas estão em andamento. O método de ação da semaglutida, em grande parte, ainda não está claro. Talvez ela provoque uma inibição numa parte específica do sistema dopaminérgico, uma parte que associamos aos desejos. Só que essa é uma descrição muito genérica. É como dizer: "Talvez a gente consiga navegar até a Europa porque este barco flutua." Mas não deixa de ser um começo. Há muitas variáveis a serem exploradas. A semaglutida pode funcionar aumentando o número de receptores de dopamina, o que talvez reduza a compulsão ou o vício porque tal sistema é mais facilmente satisfeito. Por outro lado, o aumento de receptores pode agravar um comportamento compulsivo, já que o prazer da estimulação pode ser maior. Sabemos também que receptores e neurônios similares em qualquer sistema desse tipo podem produzir efeitos muito diferentes dependendo de onde estão localizados. Por exemplo, o *nucleus accumbens* – uma região cerebral não maior que uma gota de chocolate – é o local em que a dopamina é liberada no circuito do desejo. Quando a dopamina é liberada na parte externa do *nucleus accumbens*, a sensação é de recompensa; quando é liberada em seu centro, a sensação é de desejo.

Sabemos com certeza de apenas uma coisa: se os efeitos promissores da semaglutida e de outros agonistas do GLP-1 sobre comportamentos compulsivos puderem ser associados a ações específicas em nível celular, isso poderá ensejar um tratamento eficaz e profundo para vícios químicos e comportamentais. A dopamina transformaria o mundo.

Capítulo 5

DOPAMINA E TERAPIA

FALE, ESCUTE, MUDE, MELHORE

Se você quer mudar os efeitos gerais da dopamina em sua vida, saiba que há outro caminho possível: terapia. Cogite se preocupar menos em entender a neurociência da dopamina e mais em trabalhar seus sentimentos e comportamentos – um modo mais tradicional de construir a mentalidade e o estilo de vida que você busca. A terapia é um recurso de eficácia comprovada. Você pode estar lidando com muita atividade dopaminérgica ou com pouca, ou mais provavelmente com problemas decorrentes de interações sutis da dopamina com outros sistemas. Seja como for, com a terapia você não precisa entender a química do cérebro e pode se concentrar em sua mente, seu humor, suas atitudes, seu comportamento e suas escolhas.

Para quem está disposto a se entregar ao processo – de olho não apenas no destino, mas também na jornada –, a terapia pode ser um exercício inigualável para melhorar a vida. Mas você tem que se comprometer com ela da mesma forma que se compromete com sua família ou com sua carreira. A terapia pode aprimorar muitos aspectos da sua vida: como você lida com problemas, com decepções, com impulsos, com outras pessoas, e como toma decisões. A intervenção terapêutica pode ser o caminho para encontrar satisfação e significado na vida. É algo muito útil.

Para pessoas que são particularmente autodisciplinadas, alguns métodos podem funcionar sem necessidade de um terapeuta. Isso só ressalta o fato de que a terapia é mais do que uma conversa. Com origem científica e filosófica, trata-se de um engajamento consigo mesmo rumo a uma análise franca de quem você é e de quem você quer ser.

A terapia envolve conversas, mas não só isso. Falar sobre um sério problema de comportamento, de humor ou de perspectiva é tão impactante quanto falar sobre um braço quebrado. O trabalho deve ser profundo para que se possa definir o que seria um problema; identificar o que é um problema para você; e descobrir, às vezes dolorosamente, por que você tem certos sentimentos e atitudes. A terapia nos prepara para suportar desconfortos. Isso nos permite avaliar melhor se nossos sentimentos são uma resposta a uma ameaça real ou apenas uma reação automática a certos estímulos. Por fim, exige que aperfeiçoemos a nós mesmos, o que pode ser desconfortável e até assustador. É um esforço multifacetado para melhorar nossos sentimentos, comportamentos e reações. E precisa ter um objetivo, construído sobre um método ou teoria, que deve resultar em progressos regulares. A terapia é o aperfeiçoamento manifestado pela ação.

A terapia cognitivo-comportamental (TCC) é a abordagem mais usada e pesquisada atualmente. Seus resultados são testados em termos quantitativos comparados a padrões objetivos. E o mais importante: seus resultados costumam ser superiores aos de outras abordagens.[1] A TCC corrobora o consenso atual a respeito de como o cérebro funciona fisicamente (neurociência) e por que nos sentimos e nos comportamos de determinada maneira (psicologia). Não é perfeita nem completa, mas muitas pessoas levam vidas mais bem-sucedidas e satisfatórias porque procuraram a TCC e se adaptaram a ela. Praticantes e especialistas poderão divergir a respeito de detalhes do método, mas o que importa para você é saber se ele pode ser útil. Pode. A TCC, geralmente em combinação com alguns medicamentos, proporciona alívio para muitos problemas psiquiátricos comuns e preocupantes, inclusive os relacionados à dopamina, como depressão, pânico, ansiedade, fobias, transtorno bipolar, bulimia, transtorno obsessivo-compulsivo e transtorno de estresse pós-traumático.

Você pode praticar a TCC por conta própria, mas uma abordagem autodirigida não é para todas as pessoas nem para todas as condições. Se você está gravemente deprimido a ponto de não sair de casa e faltar ao trabalho, praticar a TCC sozinho provavelmente será uma tarefa muito pesada. Mas, se você tem sintomas de depressão ou ansiedade entre leves e moderados, ou consegue identificar com clareza os comportamentos e sentimentos que deseja mudar (e que não dificultam profundamente sua vida), é possível que encontre bastante ajuda em algum livro ou material on-line que enfoque a TCC.[2]

Para praticar a TCC, você fará um exame metódico de como pensa e se sente. A partir desse entendimento, vai estabelecer conexões entre suas crenças e os motivos de acreditar nelas. Identificar e classificar seus pensamentos ajudará você a decidir quais vale a pena manter. A partir daí, deverá procurar (e encontrar) conexões entre os pensamentos e os sentimentos que os acompanham. Uma das coisas mais úteis que você pode fazer é confrontar esses pensamentos com a realidade e, então, praticar a substituição de ideias falsas por verdadeiras.

Vejamos um modo de fazer isso: vamos chamá-lo de "possibilidade vs. probabilidade". Considere, por exemplo, uma preocupação comum: um cliente está atrasado para uma reunião e você pensa que ele deve ter sofrido um acidente. Embora isso seja possível, é mais provável que o cliente tenha tido algum contratempo banal. Analise a frequência de acidentes de trânsito em comparação com atrasos por motivos menores. Qual é mais provável?

Outro exemplo: você acha que seu fracasso em determinado projeto foi culpa do azar. Mas talvez seja melhor examinar seu comportamento e as circunstâncias de modo a identificar causas concretas para sua falta de sucesso, bem como maneiras de melhorar a situação.

Para quem busca uma abordagem mais personalizada para controlar os efeitos da dopamina, procurar um terapeuta é uma ótima escolha. No mundo pós-pandemia, com o aumento das consultas on-line, há mais terapeutas disponíveis que nunca, e geralmente com preços mais acessíveis. Um profissional comprometido poderá responder às suas perguntas e orientá-lo em sua autoinvestigação. Também atuará como um parceiro responsável, assegurando que você se envolva seriamente com o trabalho duro que a TCC exige.

Embora seja útil compreender o papel da dopamina nos desafios que você enfrenta, isso não significa que a terapia depende dos seus conhecimentos sobre neurociência. Mas esses conhecimentos podem ajudá-lo a analisar seus impulsos e motivações. A dopamina está no cerne do desejo, da urgência, da recompensa e do prazer – e a TCC oferece um caminho para controlar melhor tudo isso.

ACEITAÇÃO E COMPROMISSO

"Não existe mau tempo, apenas roupa errada."[3]
– Billy Connolly, comediante

A TCC se baseia na ideia de que, se você entender seus pensamentos e comportamentos, será mais capaz de modificá-los. Já a terapia comportamental tradicional parte do pressuposto de que todos os comportamentos são aprendidos; assim, podemos mudá-los aprendendo outra coisa sem examinar nossas motivações subjacentes. Ambas têm um sólido histórico de sucesso, embora a TCC seja muito mais usada.[4] Mas hoje outra abordagem vem ganhando terreno: uma que, ecoando Billy Connolly, tem mais a ver com mudar nossas reações do que nossa situação – mudar nossas roupas em vez do clima.

Na década de 1980, Steven C. Hayes, professor de psicologia da Universidade de Nevada em Reno, propôs o que chamou de terapia de aceitação e compromisso (mais conhecida pela sigla em inglês, ACT). A ACT incorpora elementos da TCC e da terapia comportamental. No entanto, em vez de identificar pensamentos e sentimentos perturbadores – de modo a nos ajudar a entender sua origem e adquirir ferramentas para eliminá-los –, a ACT nos orienta a compreender que alguns sentimentos desagradáveis fazem parte de um cenário emocional saudável e que, em muitas situações, nosso desconforto é natural. Portanto, para seguir com a vida, é melhor aceitá-los.[5]

Essa abordagem é particularmente valiosa para lidar com os sentimentos oriundos da dopamina. Por quê? Porque não poderíamos funcionar sem a motivação impulsionada pela dopamina, mesmo que muitas vezes isso nos leve a dificuldades e sofrimento. Nenhuma tentativa de eliminar a motivação dopaminérgica dará certo, pois ela é essencial em nosso dia a dia. A ACT desconstrói a ideia de que todo desconforto precisa ser exterminado. Alguns incômodos, muitos deles causados pela dopamina, são parte do *yin* e *yang* da vida. A ACT nos ajuda a agir com base nesse entendimento.

Digamos que eu compre uma casa com uma coluna enorme no meio do porão. Essa coluna me impede de usar o espaço para montar uma sala de jogos. Tenho então algumas opções:

- Descobrir por que a estrutura está ali. Talvez seja uma coluna de sustentação. Talvez tenha servido para sustentar a casa algum dia, mas não seja mais necessária. Talvez seja apenas decorativa. Ou talvez seja algo que ainda não imaginei. Seja o que for, terei que chamar um engenheiro, ou pelo menos um mestre de obras, para descobrir. Isso me tomará tempo e recursos, mas vou acabar descobrindo se posso me livrar da coluna e como fazer isso.
- Eu me livro da coluna sem investigar por que ela está ali. Isso pode dar certo ou não. Posso conseguir a sala de jogos que queria ou posso acabar com problemas mais tarde, como a sala de estar desabando sobre a nova mesa de sinuca.
- Aceito que a coluna faz parte do ambiente, pertence à estrutura da casa, e busco maneiras de ocupar o cômodo em volta dela. A vantagem é que posso começar a usar o espaço mais cedo, embora não do jeito que imaginei inicialmente.

A primeira opção representa a terapia cognitivo-comportamental: dedicamos um tempo a descobrir por que o problema existe e, então, agimos com base nessa informação. A segunda é a terapia comportamental: não queremos gastar tempo e esforço para descobrir por que o problema está ali, pois talvez não encontremos uma resposta. Assim, vamos apenas nos livrar da barreira e seguir em frente – aceitando as possíveis consequências. A terceira é a terapia de aceitação e compromisso: a coluna é parte de uma paisagem imutável, então aprendemos a aceitar isso e conviver com ela. Com o tempo podemos até deixar de vê-la como um problema.

A ACT tem qualidades únicas e práticas que são muito úteis para pessoas com problemas causados pela dopamina. Seu foco é ajudar o indivíduo a se sentir melhor imediatamente: com a ACT, nos concentramos em melhorar nosso estado de espírito e modificar nossa atitude. Não precisamos perder tempo realizando um autoexame profundo para identificar alguma experiência traumática e desassociá-la do nosso comportamento. A TCC exige que identifiquemos e refutemos crenças que influenciam nossa vida. Embora seja uma abordagem eficaz, pode levar muito tempo. A ACT, por sua vez, se baseia na mentalidade que já construímos e nos leva diretamente para a solução desejada.

A ACT não é para todo mundo. Exige que o paciente aprenda a conviver com o desconforto que talvez acredite ser culpa dos outros. Algumas pessoas não conseguem fazer isso, então podem se dar melhor com a TCC ou com a terapia comportamental, abordagens que começam na origem do problema. A ACT parte da perspectiva de que a vida é uma experiência com muitos tipos de sentimento, nem todos agradáveis, e que aceitar essa variedade é a chave para encontrar mais satisfação, significado e felicidade no dia a dia.

Por que às vezes priorizamos investigar problemas procurando um culpado em vez de um alívio? Eis uma teoria: a tecnologia gera progresso quando identificamos um problema para, depois, encontrar uma solução. Esse método é tão onipresente que tem sido usado inclusive em áreas onde talvez não funcione, como a mente. Muitos de nós acreditamos que qualquer desconforto é um problema que precisa de solução – o que nos leva a um conflito perpétuo com os outros e com nós mesmos.

"A cada avanço científico e tecnológico, ganha força uma mentalidade focada na discrepância, enquanto nossa capacidade de estar presente, consciente e flexível se enfraquece", escreveu o Dr. Hayes em 2009. "Porém, como cultura, parecemos comprar a ideia de que emoções humanas 'negativas' precisam ser corrigidas, administradas ou alteradas – em vez de vivenciadas como parte da vida. Estamos tratando nossa vida como um problema a ser resolvido, como se pudéssemos selecionar as experiências que nos agradam e jogar fora o resto."[6] A ACT promete um caminho mais rápido para uma vida mais plena. Embora exija que aceitemos as dificuldades, ela costuma nos beneficiar com emoções e perspectivas mais gratificantes, mais empatia e maior tolerância aos defeitos que enxergamos em nós e nos outros. A ACT nos encoraja a encontrar significado em todas as experiências e nos desestimula a colocar o prazer e o conforto acima de tudo. Ela nos mostra que uma vida satisfatória é construída com mais do que prazer, assim como uma dieta saudável não se restringe a doces.

ACT: SEIS ATRIBUTOS

A terapia de aceitação e compromisso se baseia em seis atributos que promovem flexibilidade psicológica em nosso modo de vivenciar, processar, planejar e reagir. Como acontece com a flexibilidade física, desenvolvemos esses atributos mediante prática e exercícios (no caso, exercícios mentais). Algumas etapas melhoram nossa relação com a expectativa; outras enfatizam o valor do aqui e agora. Juntas, harmonizam o que sentimos hoje com o que sentiremos amanhã e, assim, nos guiam rumo ao equilíbrio necessário para lidar de um jeito construtivo com os problemas induzidos pela dopamina.

Atributo nº 1: aceitação. Quando eu ainda estudava física na faculdade, a primeira coisa que meus professores me ensinaram foi a inventariar todos os fatos disponíveis sem levar em conta minha opinião sobre eles nem sua utilidade aparente. É o que faremos nesta etapa: um esforço para nos tornarmos conscientes do que estamos sentindo, para conhecermos a nós mesmos por completo, sem preconceitos. Aprenderemos a identificar sentimentos difíceis, bem como prazeres. Reconheceremos quando estivermos negando, mascarando ou evitando algum sentimento. Assim, poderemos vivenciar o mundo como ele é, de modo a criar a vida interior que desejamos.

Atributo nº 2: desfusão cognitiva. Você precisa aprender a separar sentimentos da sua reação a eles. Isso exige autoconsciência em momentos desconfortáveis e até mesmo dolorosos, o que é contraintuitivo. Mas, com a desfusão cognitiva, você evita ser consumido pelo medo em determinadas situações. Ao colocar essa habilidade em prática, você se torna capaz de decidir – de maneira consciente e deliberada – como deve reagir a cada circunstância.

Digamos que você esteja dirigindo na estrada quando cai uma forte tempestade. Sua primeira reação é puramente sentimental: *Está difícil dirigir. A estrada ficou escorregadia e não consigo enxergar bem. Estou ficando nervoso, e isso torna tudo ainda mais difícil.* Só que de repente outro pensamento pode lhe ocorrer, um pensamento que não nasce de um sentimento, mas de uma reflexão: *É só uma tempestade. A estrada ficou escorregadia, então meus reflexos precisam ser muito bons.* Com base nessa avaliação, você pode decidir parar no acostamento ou continuar dirigindo com mais cuidado.

Um sentimento intenso é uma resposta natural ao estresse, mas não precisa ser a base para uma reação. Em vez de fundir a experiência da chuva com sua reação a ela, você pode separá-las. A chuva é um *estímulo*. O que você faz em resposta é sua *reação*. Coloque uma lacuna entre elas: primeiro, vivencie a sensação; em seguida, lembre que você não precisa ter uma reação impulsiva e impensada. Ao se dar tempo para fazer essa observação fria, você aumenta sua chance de chegar a uma resposta sensata. A desfusão cognitiva cria a ponte entre o processamento do estímulo A&A e a capacidade de cálculo fornecida pela dopamina.

Atributo nº 3: auto-observação. É isso que acontece no tempo que decorre entre vivenciar um estímulo (*A estrada está escorregadia*) e tomar uma decisão consciente por conta desse estímulo (*Vou dirigir mais devagar*). Essa reação deliberada é feita pelo *eu observador* e pode ser resultado de um raciocínio simples, como decidir desacelerar numa pista molhada. Isso já é bem melhor do que agir irrefletidamente.

No entanto, diante de alguns desafios, o processo pode ser mais profundo e pessoal. Nesses casos, processamos emoções e fatos, imaginamos possíveis ações e, mediante uma viagem mental no tempo, avaliamos possíveis resultados. Analisamos então tudo isso à luz da autoimagem à qual aspiramos. Por fim, fazemos uma escolha compatível com quem somos e com quem desejamos ser.

Digamos que eu esteja conversando com alguém sobre política e de repente meu interlocutor comece a me desferir uma série de insultos pessoais. Digamos ainda que ultimamente eu tenha me tornado muito bom em neutralizar minhas reações e deixar meu eu observador fazer seu trabalho – em momentos de estresse, consigo me distanciar das minhas emoções e escolher uma reação mais ponderada. Com isso, posso analisar meus verdadeiros sentimentos e algumas reações compatíveis com minha autoimagem.

Se em minha "lista" de crenças pessoais estiverem ideias como *Sou uma pessoa de mente aberta*, *Sou bastante paciente* e *Gosto de aprender coisas novas*, posso ignorar os insultos, responder com argumentos ou pedir que meu interlocutor modere as palavras. Posso também decidir que há limites e simplesmente ir embora. Ou posso ser induzido a uma reação totalmente diferente. A segurança ou insegurança com que nos apegamos às nossas crenças reflete nossa capacidade de mudar – para melhor ou para pior.

Seja qual for a escolha, o trabalho do eu observador quase sempre vai além de apenas reagir. Fazemos escolhas melhores quando priorizamos a análise da emoção em detrimento da emoção em si. Chame isso de satisfação do autocontrole. O eu observador nos permite pesar desejos para o futuro contra aquilo que parece urgente no momento. É um exercício que harmoniza produtivamente nossas melhores qualidades relacionadas à dopamina com o modo como nos sentimos aqui e agora.

Atributo nº 4: presença no agora. Não confunda esse atributo com o ato de reconhecer sentimentos e processá-los a certa distância mental - num processo que alguns chamam de atenção plena. Aqui me refiro à capacidade de enfocar e sentir uma experiência no instante em que ela ocorre em vez de obscurecer o aqui e agora em favor de uma lembrança do passado ou de recorrer à natureza dopaminérgica para escapar do estresse do presente em favor de um possível futuro mais agradável.

Fazer isso é mais fácil em algumas situações do que em outras. Durante um sexo prazeroso, por exemplo, você nem precisa fazer esforço para se concentrar no aqui e agora, mas outras experiências demandam mais empenho. Até a mãe mais coruja achará difícil continuar prestando atenção na apresentação de seu filho no coral da escola após duas horas de cantoria. Mas, ao nos esforçarmos para vivenciar com nossos sentidos o que acontece ao redor, nos condicionamos naturalmente a ser mais observadores. Com isso, aprendemos a reagir melhor a cada momento e a viver, de modo geral. E o que é melhor: conseguimos saborear com mais intensidade o prazer indescritível de estar consciente e vivo.

Agora veremos os dois últimos atributos, que se concentram, principalmente, em planejamento e ação - departamentos da dopamina.

Atributo nº 5: identificação de valores. Quando somos honestos a respeito de nossos valores, temos mais probabilidade de alinhar nossa vida cotidiana a eles. Isso nos proporciona mais satisfação com a vida, além de resultados consistentes e satisfatórios. Pense na identificação de valores como uma aspiração: nem sempre poderemos viver conforme nossas intenções, mas sempre saberemos mais ou menos o que estamos almejando. Entre os seis atributos, este é o que mais depende da dopamina - pois exige que manipulemos abstrações, imaginemos diversas situações no futuro e calculemos os possíveis resultados com base, muitas vezes, em expectativas complexas.

Atributo nº 6: ação comprometida. Se a identificação de valores é uma forma de você se posicionar para a direção que deseja ir, a ação comprometida é o que você faz para chegar lá. O tempo de pensar e planejar terminou. Agora é hora de fazer as coisas - executar suas intenções com base no planejamento e no cálculo possibilitados pela dopamina. É somente nesta etapa que você transformará em realidade os planos que imaginou. É também nesse ponto que pessoas extremamente dopaminérgicas podem se sentir tentadas a refazer seus planos em vez de executá-los; portanto, é um bom momento para se lembrar de que o progresso não ocorrerá caso você permita que o ótimo seja inimigo do bom. Mais vale agir e ajustar o curso ao longo do caminho do que hesitar com base em novas ideias e informações. Melhor mudar um plano em andamento do que adiar seu início.

Em suma, os objetivos da ACT e desses seis atributos são: (1) nos libertar do comportamento puramente reativo; (2) nos ensinar a lidar com barreiras intransponíveis; e (3) nos colocar em ação para atingir nossos objetivos. Assim, poderemos viver em concordância e harmonia com aquilo que desejamos para nosso futuro.

UMA IDEIA MAIOR POR TRÁS DE TUDO

Existe mais uma filosofia terapêutica que vale a pena considerarmos aqui: a *logosofia*, do grego *logos*, "significado". A logoterapia, também conhecida como análise existencial, foi concebida na década de 1940 pelo psiquiatra austríaco Viktor Frankl, que afirmou que nossa principal motivação é a busca de significado. As ideias de Frankl constituem por si mesmas um método e uma estrutura terapêutica, mas costumam ser usadas como uma camada adicional para enriquecer outros métodos. Elas podem aprimorar especialmente a ACT, que nos leva a mudar o que está sob nosso controle – em geral dentro de nós mesmos – e a aceitar o que é imutável.

Sigmund Freud disse que somos motivados pela busca do prazer. Seu contemporâneo Alfred Adler, menos conhecido porém mais influente do que Freud em terapias modernas como a TCC, disse que somos motivados pela vontade de garantir poder – a necessidade de superar sentimentos de fraqueza contra forças no mundo e em nós mesmos. Como essas ideias estavam se tornando pilares intelectuais do século XX, Frankl propôs outra coisa. Ao ser libertado de um campo de extermínio após o Holocausto, ele refletiu sobre sua formação em medicina e psicologia à luz dessa terrível experiência e sobre os comportamentos que ele e outros prisioneiros usavam para sobreviver. Isso o levou a desenvolver uma percepção tão vital sobre a natureza humana que muitos a equiparam às ideias centrais de Freud e Adler. Segundo Frankl, nossa motivação principal não é o prazer nem o poder, e sim uma vontade inata de atribuir significado à nossa vida. Recorrer às ideias de Frankl pode ser altamente eficaz.

Para os profissionais independentes que reconheceram o valor de Frankl numa era dominada por Freud, a logoterapia promoveu um enorme avanço na abordagem terapêutica. Em particular, conectou a visão analítica da mente a uma valoração racional da tendência humana para a espiritualidade e a religião.

Frankl ampliou o caminho para o bem-estar. Se você analisar o que já sabe sobre dopamina, entenderá por quê. Freud e Adler acreditavam que somos motivados a buscar coisas que jamais poderão ser completamente possuídas: as sensações de prazer e controle. Nós as alcançamos tentando conquistar elementos do mundo - uma busca dopaminérgica que sempre nos leva de volta a um estado de descontentamento. Frankl acreditava numa ideia poderosa e profunda: *somos motivados pelo desejo de significado, que não está no final da busca dopaminérgica, e sim ao longo de todo o caminho.*

Ao reconhecermos que a mente funciona assim, podemos acomodar holisticamente - e até mesmo reverter - grande parte da angústia de se estar vivo, inclusive a insatisfação que se segue à ânsia dopaminérgica. Frankl reconheceu que o que chamamos de "perseguição da dopamina" nunca nos trará satisfação. E citou o *Crepúsculo dos ídolos*, de Nietzsche: "Aquele que tem um porquê para viver poderá suportar quase todos os comos."

A busca de significado não é apenas um modo de evitar encarar o vazio. Ela nos oferece um meio para reconhecer o vazio e tocar a vida mesmo assim. Com isso em mente, o trabalho do terapeuta passa a ser ajudar o paciente a lidar com a questão primordial: *Qual é o significado da minha vida?*

Frankl enfatizava que o terapeuta não tem o direito de determinar o significado da vida do paciente - e dizia que isso era impossível, já que o significado da vida é individual e subjetivo, além de ser reavaliado ao longo do tempo. Segundo Frankl, um terapeuta não deve ser como um pintor, que exibe sua própria visão de mundo, mas como um oftalmologista, que trabalha para que vejamos o mundo como ele é. A logoterapia nos ensina a encontrar satisfação no sofrimento, e o sofrimento é o que leva muitos à terapia, para início de conversa. A logoterapia nos ajuda a encontrar uma razão para tomar uma atitude construtiva, mesmo que a vida seja finita. E usa nosso senso de culpa para nos ajudar a reconhecer quando estamos agindo contra nossos valores, o que nos encoraja a empreender uma jornada mais significativa. Assim, mantemos a esperança e seguimos buscando significado diante do que Frankl chamou de "otimismo trágico", crescendo como pessoas a partir das experiências da dor, do luto e da culpa.[7]

Contamos histórias uns aos outros, narrativas que nos ajudam a processar nossos sentimentos e problemas. Uma narrativa inspirada na logoterapia pode nos encorajar durante os desafios, nos ensinando a encontrar forças em nossas próprias limitações. E pode nos levar a prosperar e a sentir alegria mesmo nas piores circunstâncias.

OUTRO TIPO DE TERAPIA... MAS NÃO É PARA QUALQUER UM

Sou professor num curso de pós-graduação em oratória. Lá, faço palestras e oriento discussões, mas a parte mais valiosa das aulas são as tarefas. Toda semana, cada aluno seleciona um tópico, prepara seu material com antecedência e dá uma palestra de seis minutos na frente de uma sala de aula lotada. O aluno nunca sabe quando será a vez dele. Assim que sorteio seu nome, ele tem um minuto para organizar os pensamentos e preparar os slides antes de começar a falar.

É uma experiência intimidadora. Todo semestre, alguns alunos abandonam o curso logo na primeira aula. Mas, para os que permanecem, a recompensa vem rápido. No dia seguinte à primeira apresentação, costumo receber mensagens muito positivas dos meus alunos. "Tenho um medo avassalador de falar em público, mas, depois da aula, me senti um pouco mais confiante", escreveu um deles recentemente. Enfrentar uma situação estressante pode ser o primeiro passo para conseguir lidar com o estresse – e para controlar comportamentos indesejáveis.

Podemos melhorar nosso comportamento bem rápido quando enfrentamos nosso medo, sobretudo quando o que tememos não representa uma ameaça física. Chamamos isso de terapia de exposição, e ela pode acontecer de maneira gradual. Se você tem medo de dirigir sobre pontes, pode começar cruzando uma ponte bem curta e depois passar para outras mais longas. Mas também há uma terapia de exposição bem mais rápida, conhecida como "inundação". Nesse caso, você começa com a versão mais intensa do seu medo e a vivencia totalmente por um longo tempo. Você pode, por exemplo, visitar a ponte do lago Pontchartrain, na Louisiana, que, com 38 quilômetros, é a mais extensa dos Estados Unidos. Se conseguir cruzá-la, você cruzará qualquer uma. Tanto na exposição gradual quanto na inundação, a técnica é vivenciar o medo de modo a compreender que o perigo é imaginário, não real, e que o sentimento ruim é só um sentimento, não o reflexo de uma ameaça verdadeira. Não se trata de lutar contra o medo nem de fugir dele. Se um terapeuta ou ajudante estiver presente durante a exposição, será apenas para observar.

A inundação é um método estressante e não serve para todo mundo, mas oferece uma grande recompensa e tende a funcionar rápido. Há quem se liberte do medo após uma única sessão, embora sessões de reforço costumem ser necessárias, ou pelo menos úteis. A terapia da inundação pode, em última análise, redefinir o sistema de luta ou fuga do corpo. Com isso, uma situação que você antes vivenciava como uma profusão de sentimentos seguida por uma reação irrefletida se transformará em três experiências: a emoção da exposição, o processamento pelo eu observador e a reação calculada. Assim, você percebe que, apesar do seu medo, nada terrível lhe aconteceu. (Lembre-se: estamos falando sobre medos de coisas inofensivas.) E você percebe isso enquanto ainda está no olho do furacão – ou melhor, naquilo que você enxergava como um furacão. No calor da emoção, esse profundo entendimento pode reprogramar sua mente para remover do menu de opções o pânico ou a obsessão quando você for confrontado pelo mesmo medo no futuro.[8] Portanto, somos capazes, às vezes muito rapidamente, de nos livrar do sentimento indesejável removendo seu efeito motivacional.

Outra versão dessa terapia, a terapia de exposição a estímulos, costuma ser usada para tratar vícios comportamentais e certas compulsões. Talvez também seja útil para abordar outros problemas relacionados à dopamina. A ideia é quebrar o elo que existe entre um estímulo negativo e uma reação indesejável. Com o tempo, essa abordagem pode enfraquecer ou mesmo eliminar completamente a associação.

Vejamos um caso simples. Digamos que você olhe para seu videogame e isso lhe desperte um grande desejo de jogar. Você sabe, entretanto, que seria melhor gastar seu tempo trabalhando num projeto cujo prazo termina em algumas horas. Permita a si mesmo sentir a tentação de jogar. Deixe que esse sentimento o envolva. Agora você tem três coisas a fazer:

1. Decida que vai superar, ou "surfar", essa onda de desejo. Isso significa reconhecer que o desejo vai passar. Aceite o desconforto da experiência do aqui e agora. Lembre-se de que é apenas um impulso, não uma ameaça.
2. Para aumentar sua chance de sucesso, use estratégias de enfrentamento. Por exemplo, tente relaxar, se distrair ou refletir sobre a utilidade de determinado pensamento.
3. Agora se concentre em seu eu observador. Pratique a atenção plena. Compare seus impulsos atuais com suas metas de comportamento. Não considere apenas os fatos, mas também suas aspirações, sua autoimagem e seus valores. Dessa forma, ao analisar seriamente seus propósitos e a melhor maneira de alcançá-los, você terá mais controle sobre um estresse momentâneo.

No exemplo do videogame, você começaria aceitando o sentimento indesejável: *Quero jogar, mas vou tentar ignorar isso. Há um conflito entre o que desejo agora e o que desejo a longo prazo. Parece uma ameaça, mas é só um sentimento. O pior que pode acontecer é me sentir frustrado. Não há perigo nisso.*

Em seguida, use estratégias de enfrentamento para tornar mais fácil lidar com essa frustração. Por exemplo, pratique a "respiração em caixa": feche os olhos, inspire pelo nariz contando até quatro, prenda a respiração contando até quatro e expire pela boca contando até quatro. Faça uma pausa de alguns segundos e repita a sequência mais cinco vezes. Você também pode tentar o relaxamento muscular progressivo: sente-se numa posição confortável e contraia e relaxe os músculos, uma área de cada vez, começando pelos dedos dos pés e subindo até o rosto. No final, seu corpo estará menos tenso do que antes – e é provável que você se sinta menos estressado com a situação.

Agora que você começou a separar seus sentimentos da sua reação, passe para a terceira tarefa: analise por que você optou por não jogar agora. Pense nos benefícios de não jogar e no que pode fazer com esse tempo livre. Visualize-se no fim do dia: já é noite e você não jogou videogame. Está se sentindo orgulhoso? Feliz? Frustrado? Satisfeito consigo mesmo?

Depois que a sensação do gatilho passar, reflita sobre toda a experiência e anote as estratégias que deram certo. Reconheça que seus esforços enfraqueceram a conexão entre o gatilho e o comportamento indesejado; isso o ajudará a evitar o mesmo comportamento no futuro.

Num estudo australiano de 2021, pesquisadores trabalharam com um grupo de pessoas que alegavam ser viciadas em jogos de azar on-line.[9] Para ajudá-las a resistir ao impulso de usar um aplicativo de jogo no celular, os médicos lhes ensinaram estratégias para lidar com a compulsão quando ela aparecesse. Elaboraram com cada participante do estudo uma lista de situações que poderiam desencadear a vontade de fazer uma aposta. Os participantes passaram algum tempo refletindo sobre o que era e o que não era tentador. Depois classificaram os gatilhos, considerando não só a experiência de apostar, mas também a expectativa de apostar e de esperar o resultado. Os pesquisadores os expuseram então aos gatilhos, aumentando a exposição pouco a pouco. Depois, pediram que vivenciassem completamente a ânsia de jogar até se habituarem a ela. Após repetidos esforços, todos os seis participantes desse pequeno mas rigoroso estudo se tornaram mais resistentes ao apelo dos jogos de azar on-line.

Esse estudo, assim como outros similares dentro e fora de laboratórios, sugerem que podemos resistir melhor ao comportamento indesejável quando nos expomos a ele – estando bem preparados para a experiência. Precisamos, no início, identificar os gatilhos que levam ao impulso indesejável e, em seguida, nos equipar com estratégias para processá-lo e rejeitá-lo.

Uma conclusão especialmente promissora foi que nem sempre é necessário um sacrifício profundo para que essa abordagem tenha sucesso. Embora todos os participantes do estudo quisessem vencer seu vício em apostas, muitos continuaram usando o celular com regularidade – e foram justamente esses que obtiveram mais sucesso na empreitada. Considerando que não podemos simplesmente eliminar de nossa vida as experiências dopaminérgicas mais difíceis, é encorajador saber que podemos ter mais sucesso aprendendo a lidar com o hábito em vez de evitar o que nos incomoda.

ESCOLHA UMA TERAPIA QUE AJUDE

Sou cientista de formação, mas acabei enveredando para a prática e o ensino da escrita. Essa combinação me permitiu analisar objetivamente certos tipos de escrita para que qualquer um possa dominá-los. Mas minha formação científica me deu outra convicção: preciso ter a mente aberta, pois muitas vezes outras abordagens podem funcionar tão bem quanto a minha. Isso se aplica a tudo.

Se você está pensando em fazer terapia, talvez ache que outra abordagem, além das que explico aqui, vai funcionar melhor no seu caso. Isso é um bom sinal! Afinal, o que você quer é obter alívio e melhora. Preferir algo que o ajude (e que não o prejudique de alguma forma) é uma escolha excelente. Todo método é validado por seus índices de sucesso.

Nenhuma psicoterapia deriva diretamente de alguma ciência 100% objetiva. Sigmund Freud criou a psicanálise a partir de suas experiências e ideias pessoais, não de resmas de dados. Alfred Adler criou sua abordagem terapêutica do mesmo modo. Freud vinculou o comportamento à sexualidade e aos instintos violentos fora do pensamento consciente, pois achava que isso fazia sentido. Adler enfatizou que, para encontrarmos poder como indivíduos, precisamos superar sentimentos de inferioridade. Nenhuma dessas grandes vertentes teóricas surgiu de algo maior que observação e análise – que são ótimas ferramentas, sem dúvida, mas não a verdade categórica.

As teorias propostas por Freud e Adler não são explicações literais de como o cérebro ou mesmo a mente funcionam. No entanto, produzem insights quando consideradas como metáforas – e as teorias científicas costumam ser mais úteis como metáforas preditivas. Nesses casos, não nos preocupamos excessivamente com o método de ação. Podemos, por exemplo, presumir que o Sol gira em torno da Terra ou a Terra em torno do Sol. Apenas uma das hipóteses é verdadeira, mas ambas oferecem uma previsão precisa do que veremos ao amanhecer. A conclusão chocante e aparentemente anticientífica é que, se alguma teoria prevê o resultado apropriado em determinada circunstância, isso basta.* Pode até identificar incorretamente o método de ação (ou não identificar método algum), mas, quando nosso objetivo é previsão, reparo ou melhoria, em boa parte das situações precisamos apenas de um sistema que proporcione bons resultados.

A ACT é uma ótima ferramenta para lidar com os desafios da dopamina, mas o mais importante é saber se ela funciona para você. Vejamos um exemplo extremo. Alguns amigos meus são adeptos de abordagens alternativas à psicologia, coisas que, no meu entender, têm no máximo uma pequena base científica. Sempre que fazem algum comentário sobre o assunto, eles logo emendam: "Você provavelmente acha que é perda de tempo..." Eu lhes digo que uma abordagem pode funcionar mesmo que eu não acredite nela. Na verdade, já ouvi deles muitas histórias de sucesso, embora eu jamais vá admitir que essas crenças são compatíveis com o conhecimento tradicional da biologia humana. Não são compatíveis. Mas há muitas coisas na medicina que não deveriam funcionar e, ainda assim, funcionam. Não conseguimos explicar a maioria delas, mas com o tempo conseguimos entender algumas. Consideremos o efeito placebo, em que um número significativo de pacientes se sente melhor apesar de ter recebido um placebo como se fosse um medicamento eficaz. Estudos recentes mostram que um placebo administrado dentro do conhecido "ritual de tratamento" é especialmente eficaz no controle da dor, da insônia por estresse e da náusea – condições tipicamente influenciadas pela endorfina, pela dopamina e por outros neurotransmissores.[10] Caso você esteja sentindo dores, náuseas ou não consiga dormir, resolver isso é tudo que importa. Se o que você estiver tentando não funcionar, tente outra coisa.

Quando lidamos com os desafios da dopamina ou de algum problema mental ou emocional, a melhor terapia não é a que parece boa no papel, mas a que funciona. Ao procurar a abordagem certa, comece pela mais promissora, considerando o que funcionou para outras pessoas na sua si-

* Um amigo meu fez a seguinte observação: "A ciência está sempre errada." O que ele quis dizer foi que as explicações que temos hoje serão refinadas amanhã e que, com o tempo, quase todas as nossas ideias a respeito de como o mundo funciona serão descartadas. É por isso que o consenso científico é, ao mesmo tempo, valioso e mortal: pode nos levar a resultados úteis, mas, se o tratarmos como uma lei inquestionável, estaremos rejeitando a ciência – que não é mais do que outra palavra para investigação racional.

tuação. Quando se trata de problemas relacionados à dopamina, a ACT costuma oferecer alívio mais rápido. Se não funcionar tão bem quanto você gostaria, tente a TCC. Se o problema persistir, cogite trocar de terapeuta ou de abordagem.

DISPOSIÇÃO VS. DISCIPLINA

Um último comentário sobre terapia: seja honesto consigo mesmo sobre o motivo que o levou a procurá-la.

Alguns problemas, que envolvem doenças ou outras condições de saúde, respondem melhor a um tratamento formal. Outros são mais comuns e passageiros, embora também desagradáveis: crise conjugal, desafios diários na criação dos filhos, frustração com o trabalho... Transformar a terapia na opção-padrão para quase todas as dificuldades humanas é rejeitar o valioso trabalho de autodisciplina e crescimento pessoal. Isso, por sua vez, nos tira a oportunidade de construir a resiliência da qual precisamos para encarar os desafios normais da vida.

Procure ajuda quando precisar, mas confie também em sua capacidade e recorra a amigos e familiares ou ao poder da fé e da experiência. Muitos tendem a patologizar cada dificuldade, pois, dando um nome à condição, fica mais fácil encontrar um tratamento específico. Isso faz sentido para condições físicas, como cardiopatias ou diabetes, que ou você tem ou não tem. Para situações que envolvam comportamentos e sentimentos difíceis, o "diagnóstico" pode ser subjetivo – e dificultado pelo fato de que alguns desses diagnósticos suscitam a simpatia e a atenção dos outros. Então reflita: você está realmente lidando com uma doença que exige tratamento ou está usando um nome da moda para rotular um problema que pode resolver com esforço e boa vontade? Em outras palavras, você está diagnosticando corretamente a doença ou apenas encontrando um modo de evitar o que menos gostamos de fazer: desenvolver autoconsciência e disciplina? É mais fácil dizer "Nasci assim e não consigo ser de outro jeito" do que "Preciso dizer *não* com mais frequência".

PARTE III

RESOLVENDO GRANDES PROBLEMAS, UM DE CADA VEZ

Para começar

COMO SE TORNAR UM DOMADOR DE LEÕES

Na Parte II vimos estratégias para aumentar e diminuir o nível geral de dopamina. Agora veremos como lidar com sentimentos e comportamentos específicos relacionados a esse neurotransmissor.

Há muitas maneiras de a dopamina nos trazer problemas (e oportunidades), por isso precisamos usar todos os truques à nossa disposição. Imagine que você seja um domador de leões. Um leão não é muito bom em seguir ordens, o que significa que você precisa criar incentivos para encorajá-lo – ou até mesmo "enganá-lo" –, de modo que ele faça o que você quer. Você precisa influenciar o comportamento do leão sem esperar mudar sua natureza, já que isso é impossível. Você então o distrai, direcionando a energia dele para outro lugar, ou o tranquiliza. Isso aumenta sua chance de domá-lo. O mesmo acontece com a dopamina. Muito do que podemos fazer é canalizar o poder dela em direções mais produtivas ou, pelo menos, inofensivas. Também podemos tentar reduzir ou aumentar sua atividade em vias específicas do cérebro.

A gasolina pode abastecer seu carro ou queimar sua casa, então é preciso usá-la com cautela. O mesmo vale para a dopamina, que, embora seja o motor da inspiração e do progresso, também nos leva a assumir riscos perigosos. Qualquer pessoa disposta a se esforçar pode reduzir ou mesmo eliminar sensações indesejáveis, mas ser disciplinado não é o quesito principal. Com relação aos desafios da vida moderna (como relacionamentos, sexo, redes sociais, compulsão por compras, jogos viciantes) e aos prazeres inescrutáveis da existência (como a criatividade e o romance), domar o poder da dopamina nunca é apenas uma questão de resistir a ela. O sucesso requer práticas inovadoras, comprometimento, novas formas de pensar e pelo menos uma ideia muito antiga, como veremos na Conclusão. Assim, poderemos superar as desvantagens da modernidade, em geral maravilhosa – versões atualizadas de problemas tão antigos quanto a humanidade. O resultado pode ser uma vida mais feliz e satisfatória. Com bastante reflexão e esforço, você pode prosperar mais do que imagina.

Problemas causados pela dopamina geralmente têm soluções parecidas.

Por exemplo, compulsões por compras, por jogos de azar ou por redes sociais podem ser abordadas com estratégias semelhantes, como ferramentas para limitar o acesso à internet, bloquear conteúdos on-line e planejar atividades alternativas. Isso é uma boa notícia: dominar certas técnicas pode ajudar você a abordar diversos problemas. De quebra, reconhecer essas semelhanças fará você reconhecer com mais facilidade os desafios comuns associados à dopamina.

De todo modo, comportamentos específicos se beneficiam de uma abordagem personalizada, então vou especificar a melhor opção com base nas particularidades de cada problema. Como essas abordagens são multifuncionais, você só precisará dominar algumas.

Capítulo 6

ÀS VOLTAS COM O AMOR ROMÂNTICO

UMA COISA FÍSICA

Durante a maior parte da história, deixamos a análise do amor a cargo dos filósofos, dos sonhadores e dos próprios amantes. Talvez tenha sido melhor assim. Como disse certa vez o comediante Martin Mull: "Escrever sobre música é como dançar sobre arquitetura." O mesmo certamente se aplica a tentativas de descrever o amor em termos quantitativos. Há poucos estudos científicos concretos dedicados ao romance, a menos que consideremos aqueles que descrevem sentimentos e contabilizam corações partidos. Nem a curiosidade sobre o amor, nem o rastro de destruição que ele pode deixar, nem os incontáveis prazeres que obtemos com ele – nada disso tem produzido muitos insights sobre seus métodos de ação. Como diria o personagem apaixonado de Paul Rudd no filme *O virgem de 40 anos*: "O amor é um figo misterioso."

Das poucas certezas que temos, a principal é a seguinte: buscamos o amor romântico porque somos compelidos a nos reproduzir. Essa motivação primária costuma estar soterrada sob uma montanha de sentimentos aleatórios, mas ainda é o núcleo de tudo. E, embora o amor não seja completamente limitado pela biologia,* é um erro terrível acreditar que podemos

* Embora talvez seja. "Em algum momento, à medida que a imagiologia cerebral for sendo refinada [...], talvez fique evidente que tudo que estamos vendo é uma peça de maquinário, um computador químico analógico, que processa informações do ambiente." (Trecho de um artigo de Tom Wolfe publicado na revista *Forbes* em 1996.)

superar por completo qualquer parte da natureza, seja ela qual for. Nossas experiências resultam num ciclo de feedback que visa modificar nosso comportamento para que possamos buscar com mais sucesso o amor romântico, que surge de "um antigo coquetel de neuropeptídeos e neurotransmissores".[1] Com seu papel de motivadora insaciável na direção do desconhecido e do novo, a dopamina está no topo da lista.

A biologia é o ponto de partida para o comportamento porque é a natureza do corpo que determina, em primeiro lugar, quais sentimentos são possíveis. Por exemplo, não podemos desligar o instinto de sobrevivência, embora em circunstâncias extremas possamos aumentar nossa capacidade de anulá-lo por um instante, como quando um dos pais sacrifica a vida pela de um filho. A biologia estabelece a gama de apetites, avaliações, gostos e desgostos que podemos ter. A experiência refina a lista, mas mesmo ela está vinculada ao mundo físico: gostamos de coisas que tenham sabor, aroma, consistência, som ou aparência "agradáveis", dependendo da definição de "agradável" oferecida a nós por nossos sentidos, que são sondas biológicas do mundo exterior. Mas, então, como nossas preferências se coordenam com as inclinações biológicas? Qual delas leva a melhor, quando e por quê?

O amor romântico faz parte da condição humana e tem sido assim há muito tempo. Estudiosos do assunto chegaram a acreditar que era um fenômeno relativamente novo, nascido na Idade Média, mas um estudo de 1992, ainda citado hoje em dia, descartou o que os antropólogos Edward Fischer e William Jankowiak chamaram de "passado sem afeição".[2] Os pesquisadores descobriram que o romance faz parte do ser humano, independentemente de onde você more, embora a experiência varie de cultura para cultura. Por exemplo, pessoas de países asiáticos tendem a descrever o amor em termos mais negativos do que as ocidentais, talvez por conta de diferentes prioridades dadas às obrigações sociais e comunitárias. Cabe também considerar a relação entre amor e casamento. Em países onde casamentos arranjados são a regra, espera-se que o amor (caso ocorra) seja fruto do casamento, e não sua motivação.[3] Os tempos mudam, mas a natureza de um ser vivo tende a não mudar. Essa é outra razão para que se respeite o papel da biologia. Entender o amor nesse contexto – e o papel da dopamina no amor – nos ajudará a manter relacionamentos saudáveis, suportar melhor as frustrações e tirar o romance de letra.

OS TRÊS COMPONENTES DO AMOR

A antropóloga Helen Fisher descreve três categorias que retratam – sozinhas ou combinadas – como vivenciamos os diversos tipos de amor:

Luxúria, ou forte desejo sexual, é um importante componente do amor romântico (ao contrário do amor familiar ou das amizades), especialmente no início de um relacionamento. Os neurotransmissores mais essenciais para a luxúria são a testosterona e os estrogênios, que regulam a função sexual e afetam o desejo de homens e mulheres, respectivamente.

Atração, o desejo de se aproximar e conhecer melhor a pessoa, é um componente de todos os tipos de amor e está no "coração" do romance. Os principais neurotransmissores neste caso são a norepinefrina (ou noradrenalina), que ajuda a mediar o estado de alerta e a excitação; e a serotonina, que afeta uma ampla gama de funções essenciais, como a memória, o medo e até a temperatura corporal. Outro neurotransmissor relevante aqui é a dopamina, já que a atração é uma manifestação tanto da dopamina do desejo – o impulso – quanto da dopamina de controle, que nos habilita a usar a razão para decidir se devemos ou não ceder a um impulso.

Apego é o sentimento de conexão com outra pessoa. É mediado em parte pela oxitocina, hormônio essencial na gravidez, no parto e na amamentação. Influencia a confiança e o relaxamento.

Considere que diferentes tipos de amor são combinações dessas experiências. Sinto atração e apego por amigos, mas provavelmente não sinto luxúria. Após alguns drinques numa noite solitária, posso sentir luxúria e atração por uma pessoa desconhecida num bar, mas provavelmente não apego. Posso sentir luxúria e apego por alguém do trabalho num momento de insegurança sem que isso nada tenha a ver com atração.

Cada aspecto pode existir sozinho também: luxúria por alguém que nos desperta um desejo urgente e temporário; apego num relacionamento longo que não nos oferece muito mais do que segurança e conveniência; ou atração numa dor de cotovelo eterna por um amor não consumado. Quando se trata de amor romântico, a combinação mais saudável são todos os três. A luxúria e a atração chegam quase ao mesmo tempo, a atração aprofunda o relacionamento e o apego mantém as pessoas juntas, com ocasionais lampejos de luxúria e atração que podem minguar com o passar dos anos.

Por que o amor romântico segue esses modelos? Aliás, por que o amor romântico surgiu? Como ocorre com a maioria dos comportamentos humanos, podemos encontrar uma boa explicação nos instintos primitivos – no caso, no anseio dopaminérgico de sobreviver e propagar a espécie. A luxúria pode surgir e desaparecer depressa. Como não é muito exigente, pode motivar uma rápida sucessão de parceiros sexuais. Se o objetivo for criar mais seres humanos, o modo mais eficiente de fazer isso é se envolver sexualmente com o máximo de parceiros possível. A luxúria consegue isso em parte por meio da dopamina, que nos empurra para uma nova pessoa ao reduzir nosso interesse por aquela que conhecemos pouco tempo atrás – quando acaba o mistério, acaba também o interesse. É aí que surge uma força de equilíbrio a favor da reprodução: a atração, que nos leva a querer ficar perto, o que é importante na hora de criar filhos.

O comportamento da espécie humana deriva de mudanças lentas e constantes ao longo de milhões de anos. Hoje é possível ser pai ou mãe solo, mas o ambiente selvagem que precedeu o mundo moderno não era tão acolhedor. Assim, a atração foi programada do ponto de vista evolutivo, e é por isso que não desaparece mesmo diante de revoluções culturais e sexuais.

O apego, por sua vez, pode nos proporcionar confiança e segurança num relacionamento. Esse alicerce pode superar a luxúria e a atração a longo prazo. Junte essas três qualidades e a espécie humana prosperará vigorosamente.

Isso sugere um método para domar a dopamina em situações românticas. A dopamina nos diz que aquela pessoa nova e desconhecida, ou aquele sentimento que tanto buscamos, é exatamente o que queremos e necessitamos – mas faz isso com base apenas na esperança diante de uma novidade. É por isso que precisamos saber separar desejos de necessidades, bem como expectativas de fatos.

AJUSTANDO OS INGREDIENTES

Para assumir algum controle sobre os efeitos da dopamina na sua vida amorosa, você precisa saber o que está enfrentando para, a partir daí, fazer uma escolha consciente em cada etapa do processo. Em primeiro lugar, reflita sobre sua situação e coloque tudo no papel. Isso vai revelar quanto o sistema dopaminérgico do desejo está suplantando o de controle, fazendo você sentir de mais e pensar de menos. Em seguida, para que sua estratégia tenha mais chance de sucesso, dê tempo ao tempo. As horas que você passará analisando a situação vão reduzir a força da dopamina do desejo e aumentar o número de análises racionais.

Domando a luxúria. Pensemos no tipo de luxúria que provavelmente mais incomoda as pessoas: um desejo cuja intensidade nos tira dos eixos. Esse desejo se apresenta, em geral, como a busca por sexo fora de um relacionamento; a busca incômoda por sexo desvinculado de atração e apego; ou um apetite sexual descompensado ou muito mais intenso que o do parceiro.

- *Liste os motivos pelos quais você não quer ceder a esse impulso.* Você pretende limitar o sexo ao casamento ou a um relacionamento monogâmico? Ceder à tentação violaria suas crenças religiosas ou éticas? Você está preocupado com doenças sexualmente transmissíveis? Não gosta de como esse tipo de sexo faz você se sentir a respeito de si mesmo? Refletir sobre seus sentimentos pode reforçar a decisão que você deseja tomar.
- *Distraia-se.* Direcione sua mente para algo que você adore. Vá passear com seu animal de estimação, faça exercícios físicos, ligue para um amigo, toque um instrumento musical, dê asas à sua criatividade.
- *Concentre-se na pessoa que merece sua afeição.* Caso se sinta tentado a trair, busque a pessoa com quem você está comprometido. Telefone para ela ou vá vê-la pessoalmente. Isso fará você lembrar por que ela foi sua escolhida.
- *Pratique atenção plena ou meditação.* Faça exercícios respiratórios ou trabalhe mais profundamente sua concentração. Imagine-se desacelerando numa corrida rumo ao que você quer, mas na verdade não precisa.
- *Tente a terapia de aceitação e compromisso.* Ignorar pensamentos desagradáveis não faz com que eles desapareçam, então deixe que venham. À medida que se sentir tomado pelo desejo, observe que você não está agindo sobre ele. Entenda que pensamentos indesejáveis e

intrusivos fazem parte da vida, mas podem ser enfraquecidos e domados enquanto você se expõe a eles ao longo do tempo.

Domando a atração. É difícil distinguir a atração de uma simples reação a outro sentimento, como a solidão. Pense, por exemplo, no desejo que às vezes temos de comida. Numa situação ideal, comemos para nutrir o corpo até ficarmos satisfeitos. Mas às vezes comemos como uma distração para o tédio, não por precisarmos nos alimentar. Esse tipo de atração, com o tempo, pode ser nociva.

Para domar a atração, comece pensando nela como um desejo positivo que busca aliviar algum desconforto. Depois faça o seguinte:

- *Pergunte a si mesmo o que, de fato, essa pessoa tem de tão atraente.* Escreva sobre o que lhe agrada nela. Seja específico a respeito do que capturou sua atenção. Foi a aparência? O senso de humor? A maneira de se vestir? As coisas que vocês têm em comum? O fato de ela fazer você ver o mundo com outros olhos? A atração pende mais para o lado físico, sexual, emocional ou intelectual? Reflita bem sobre tudo isso. Quanto mais motivos você especificar nas diversas áreas, maior a probabilidade de sua atração ser real.
- *Compare as qualidades que anotou com as de pessoas que atraíram você no passado.* Isso pode ajudá-lo a concluir se está apenas atraído por um "tipo" ou pela pessoa de fato.
- *Anote como se sente quando a pessoa não está por perto.* Você continua pensando nela ou a atração só funciona quando estão juntos?

Domando o apego. Podemos nos apegar a uma pessoa sem amá-la. Pense num casamento mantido "pelos filhos" ou baseado em necessidades financeiras. Um apego saudável no contexto do amor romântico envolve cultivar uma forte conexão – emocional e intelectual – com a outra pessoa e, normalmente, sentir que ela também tem essa conexão. O apego implica compromisso com a outra pessoa e a sensação de que ela também está comprometida.

O apego costuma ser um sentimento saudável e agradável, mas, quando não é retribuído, pode acabar se baseando mais na carência ou na insegurança do que no amor. Reveja seu apego com os seguintes exercícios:

- *Pense menos no que você sente pela outra pessoa e mais em como ela faz você se sentir.* Você se sente seguro e acolhido ao lado dela? Esse sentimento depende das circunstâncias? O apego romântico nos traz uma sensação de completude quanto aos nossos propósitos e até quanto à nossa personalidade.
- *Analise a constância do seu apego.* O apego saudável não depende de impulsos ou emoções passageiras. Um apego digno de compromisso é aquele que reflete o próprio compromisso. É um sentimento, mas também uma decisão. Da próxima vez que sentir raiva ou indignação no seu relacionamento, pergunte a si mesmo se ainda deseja mantê-lo. Caso deseje, avalie se essa pessoa tende a fazê-lo mais feliz a longo prazo ou se o apego se resume ao medo de nunca mais ter outro relacionamento na vida.
- *Avalie seu apego quando vocês estão separados.* Tentações são comuns fora do relacionamento. O apego é o que nos ajuda a nos manter fiéis ao compromisso que assumimos. Se sua sensação de apego tende a desaparecer quando vocês estão separados, investigue a causa. Quais sentimentos estão minguando? Você tem se sentido menos completo? Está com menos vontade de compartilhar a vida com essa pessoa? Se o apego perde um pouco do brilho quando vocês estão distantes, é possível que esse relacionamento sirva mais para cumprir obrigações e aplacar incômodos do que para criar a vida que você realmente deseja.

Por mais desorientador que o amor romântico possa parecer, podemos domá-lo melhor pensando nele não como um sentimento único, mas como uma competição entre luxúria, atração e apego. Mas não basta refletir sobre cada um desses componentes. Você também precisa saber se acalmar em meio ao turbilhão, com técnicas de distração e atenção plena. Precisa distinguir reações de sentimentos e analisar quais são de fato suas escolhas. Por fim, precisa imaginar suas diversas reações possíveis fazendo uma viagem mental no tempo – com a ajuda da dopamina.

Capítulo 7

ENCONTRANDO A PESSOA CERTA

A DOPAMINA E O PRIMEIRO ENCONTRO

A dopamina e a busca pela "pessoa certa" estão interligadas como luzinhas de Natal. Não há experiência mais intimamente humana, mais dependente dos nossos circuitos de desejo e controle, do que a busca (nem sempre proposital) por uma possível conexão romântica.

Esse é um âmbito em que a dopamina exerce alguns de seus poderes mais impressionantes. O primeiro contato com alguém é um prato cheio para erros de previsão de recompensa – esperamos encontrar um par romântico com mais frequência do que nos encantamos num primeiro encontro; então, quando rola um clima, a dopamina é acionada. O circuito do desejo nos alerta para algo promissor e atrai nossa atenção. O circuito de controle explora as infinitas e deliciosas possibilidades de estar com aquela pessoa – o que, num primeiro momento, significa 1% de realidade e 99% de imaginação dopaminérgica desenfreada. Ver um avião no céu, por exemplo, pode nos sugerir férias espetaculares, mas uma viagem de avião só nos desperta o desejo de estar de volta ao solo. Com a paquera não é diferente. A parte mais promissora – regada a dopamina – não ocorre quando o relacionamento se torna realidade, mas antes. Isso faz da tarefa de encontrar a pessoa certa um desafio ainda maior. É sempre bom lembrar que aquilo que imaginamos nem sempre é o que nos espera.

EXISTE MESMO AMOR À PRIMEIRA VISTA?

O "amor à primeira vista" é o auge da alegria para quem tem a sorte de experimentá-lo. Meses ou anos mais tarde, a mera lembrança – ou crença – de que o amor estava lá desde o início é quase igualmente deliciosa. Mas será que isso acontece mesmo? O sentimento é real, mas pode não passar disso – um sentimento. Analise o que o amor realmente significa para você e pergunte-se: é possível que ele surja num primeiro encontro, a partir de um olhar ou sorriso? Ou será que estamos apenas romantizando o aqui e agora – um início idealizado?

O amor à primeira vista está associado à ação de diversos neurotransmissores. A oxitocina, o famoso "hormônio do carinho", pode parecer o propulsor ideal, mas não é. A oxitocina tem pouca importância no início, pois está mais ligada ao vínculo e à confiança ao longo do tempo do que a uma faísca inicial de atração. E se a serotonina tem importância não é porque seus níveis aumentam, mas porque diminuem, talvez como resposta ao estresse de um novo encontro – e um nível reduzido de serotonina pode gerar pensamentos obsessivos direcionados a uma pessoa. A norepinefrina produz o estado de alerta e concentração, e a endorfina proporciona prazer e até euforia. Acontece que, no início de um erro de previsão de recompensa, o que mais importa é a onda de dopamina. A discrepância entre nossas expectativas e nossa empolgação com a nova pessoa – seja lá por qual motivo – é o que pode acender a faísca do sentimento.

Um estudo realizado na Europa com homens e mulheres na faixa dos 20 e poucos anos coletou informações sobre o amor à primeira vista e a experiência de conhecer potenciais parceiros. Além de responder a questionários, os participantes se encontravam em "eventos românticos", onde os pesquisadores coletavam suas primeiras impressões em vez de lhes dar tempo para refletir e, talvez, repensar o que realmente sentiram.

Os pesquisadores começavam perguntando aos voluntários se eles haviam sentido amor à primeira vista durante algum encontro. Depois faziam outras perguntas, uma especialmente significativa: "Quão atraente você achou a outra pessoa?" Quando os voluntários diziam que haviam sentido amor à primeira vista, geralmente era por alguém que consideravam muito bonito. Os critérios de "intimidade" e "compromisso" não contavam tanto nessa hora.

Reforçando o estereótipo de que os homens se apaixonam com os olhos, eles foram mais propensos que as mulheres a relatar amor à primeira vista *literalmente*, ou seja, assim que viram a outra pessoa. Vale notar que em nenhum desses casos a experiência foi recíproca. Em *Iolanthe*, ópera cômica de Gilbert e Sullivan, de 1882, Lorde Chanceler, um dos personagens, canta: "O amor não correspondido rouba meu descanso." Parece que o chanceler não está sozinho nessa.

Os autores do estudo concluíram que, em suas raízes, o amor à primeira vista é uma caracterização romantizada de uma "forte atração inicial". Parece ter mais a ver com gostar do que se vê do que com algum sinal extrassensorial ou processo inconsciente. Isso não significa que não tenha sua utilidade. Embora os pesquisadores sejam gentis demais para usar a palavra "autoilusão" – o termo que usam, no estilo Willy Wonka, é "confabulação da memória" –, eles admitem que o amor à primeira vista pode ter um propósito. Talvez, dizem eles, tenhamos nos convencido a acreditar nisso como um modo de melhorar nossos relacionamentos. Veja só que ironia: recorremos ao amor à primeira vista não só para iniciar uma relação, mas também para mantê-la.

Real ou imaginário, o amor à primeira vista é uma sensação deliciosa. Se você quer apenas vivenciá-lo sem se importar se é recíproco, não precisa se esforçar muito: como o principal fator é a aparência física, encontre uma pessoa que você ache atraente e invoque o sentimento por conta própria.[1] Quem sabe? Talvez a outra pessoa até retribua. O entusiasmo é contagiante.

DÁ PARA FAZER ALGUÉM SE APAIXONAR POR VOCÊ?

A resposta surpreendente é: você tem mais poder do que imagina. E digo mais: isso é simples. Ao pôr a honestidade em primeiro plano, você tem uma boa chance de estabelecer um vínculo com qualquer pessoa. Mas atenção: a outra pessoa tem que ser tão honesta e estar tão disposta a se abrir quanto você.

Em 1997, cinco cientistas americanos apresentaram uma "metodologia prática [...] para criar proximidade num contexto experimental".[2] Eles partiram do pressuposto de que a "proximidade" é um passo intermediário na direção do amor. Ela começa com duas pessoas descobrindo coisas que não são tipicamente românticas, como vulnerabilidades, fatos da vida uma da outra e perspectivas individuais a respeito do mundo. E o mais importante: essas informações devem servir apenas para conhecer a outra pessoa, não para formar um julgamento sobre ela. Afora isso, o objetivo do experimento era simples. Os pesquisadores achavam que, se duas pessoas compartilhassem informações cada vez mais íntimas, a troca poderia ensejar não só uma *sensação* de proximidade, mas também uma proximidade real – e talvez até amor à primeira vista. Eles optaram por realizar a experiência num ambiente clínico para descartar os efeitos de variáveis típicas de novos relacionamentos, como bebida e solidão. Por fim, formularam um roteiro que agilizasse esse tipo de troca e o entregaram aos casais para que o seguissem. (O *The New York Times* publicou o roteiro numa matéria de 2015.)[3]

No experimento, cada casal passou cerca de uma hora fazendo perguntas um ao outro, em sessões de quinze minutos. Na primeira sessão, eles se concentraram no básico, perguntando sobre características e preferências pessoais e objetivos de vida – tópicos para quebrar o gelo. A segunda sessão ficou um pouco mais pessoal, exigindo que revelassem suas vulnerabilidades e fizessem uma autoavaliação honesta. As perguntas abordavam lembranças, grandes realizações, arrependimentos, valores essenciais na família, no amor e nas amizades, além de questões hipotéticas como: "O que você faria se alguém lhe pedisse para...?" Na sessão final, o roteiro visava construir intimidade e criar conexões. Os casais compartilhavam seus problemas, falavam sobre sentimentos e assuntos pessoais e expunham um pouco de seus maiores medos. Num momento mais alto-astral, também eram solicitados a identificar qualidades positivas que agora viam um no outro.

Após as conversas, a maioria dos participantes afirmou ter realmente sentido alguma proximidade com seu interlocutor. O estudo demonstrou que muitas das coisas que achamos mais capazes de nos aproximar de alguém não são tão importantes assim. Você não precisa compartilhar com a outra pessoa as mesmas preferências nem ter opiniões semelhantes sobre eventos mundiais. Você pode iniciar a conversa com uma ideia preconcebida sobre a outra pessoa, descobrir que estava enganado e, no final, ainda se sentir próximo a ela. Mesmo que você diga logo de cara que o objetivo da conversa é criar um vínculo, isso não fará diferença no resultado final, porque o mais importante nesse caso é abrir o coração demonstrando honestidade e vulnerabilidade. Semelhanças podem importar muito em fases posteriores, mas, quando se trata simplesmente de "se entrosar com alguém", nada disso importa. Portanto, talvez seja possível induzir um pouco de amor – se não à primeira vista, talvez ao final de 45 minutos.

Embora uma conversa roteirizada não seja tão memorável quanto uma atração instantânea, é incrível descobrir que o amor à primeira vista (ou pelo menos ao primeiro papo) não só é possível como pode ser criado – com algum esforço e um pouco de cooperação. Você não ouvirá fogos de artifício, mas terá uma chance significativamente maior de estabelecer uma afinidade. (No estudo, realizado com alunos de psicologia, um dos casais acabou se casando!)

Conhecer o papel da dopamina nesse processo pode nos ajudar sempre que estivermos tentando desenvolver um vínculo romântico.

Conversas profundas podem ser poderosas. A dopamina é acionada por aquilo que é incomum, interessante e novo. Não costumamos compartilhar nossas vulnerabilidades nem nossas experiências profundamente pessoais, muito menos com gente que acabamos de conhecer. Então, ao decidirmos fazer isso, acionamos a dopamina e os bons sentimentos a ela associados. Isso pode tornar uma conversa mais agradável e mais memorável – qualidades que favorecem o apego.

Recompensas sociais geram mais recompensas sociais. Os seres humanos são sociáveis por natureza. Quando uma interação social dá certo, nos sentimos bem com isso, e nossa tendência é buscar mais interação.

Ter um objetivo nos incentiva a alcançá-lo. A perspectiva de criar uma conexão significativa com alguém, ainda mais se for com um estranho, desencadeia a liberação de dopamina. Isso, por sua vez, nos torna mais determinados.

Quando estamos em busca de uma relação passageira, geralmente nos concentramos na aparência física e nas cantadas. Isso pode funcionar se você quiser apenas uma companhia para dançar, beber ou passar a noite. Mas, se estiver procurando um relacionamento – uma conexão amorosa honesta e verdadeira –, uma boa forma de começar é se mostrando acessível, honesto, vulnerável e interessado. Isso não significa fazer mil confissões nem compartilhar detalhes pessoais em excesso. Você pode se abrir e aprender sobre a outra pessoa aos poucos. A única ressalva é que a outra pessoa tem que estar disposta a fazer o mesmo. Você não precisa forçar a barra. Comece com tópicos leves e depois vá se aprofundando. Sem pressa. Isso pode funcionar melhor do que você imagina.

O QUE REALMENTE ACONTECE NO FIM DA NOITE

Em 1976, o cantor americano Mickey Gilley era um dos maiores nomes da música country. Em janeiro daquele ano, ele apareceu pela quinta vez no topo das paradas de sucesso da revista *Billboard* com a canção "Don't the Girls All Get Prettier at Closing Time" ("As garotas não parecem mais bonitas na hora de fechar?").* Esse fato, aparentemente trivial, é importante para nós porque inspirou o Dr. James W. Pennebaker, que em 1979 era professor-assistente de psicologia na Universidade da Virgínia. Intrigados com o título irreverente e com o apelo da canção, Pennebaker e seus colegas iniciaram uma investigação oficial sobre o assunto na área da atração heterossexual. Suas descobertas foram publicadas no periódico *Personality and Social Psychology Bulletin* e revisadas por pares. A pesquisa, que deu origem à expressão *closing time effect* (efeito da hora de fechar), foi muito séria, apesar de sua linguagem impagável:

> *Apesar dos esforços da psicologia para acompanhar as hipóteses levantadas por compositores, as pesquisas que tratam da atração física ficaram muito para trás. Numa tentativa de preencher essa lacuna, conduzimos um estudo que confirmou a previsão de Gilley (1975) de que "todas as garotas ficam mais bonitas na hora de fechar, todas ficam parecendo estrelas de cinema". Uma interpretação da reatância, baseada em preferências pré-decisórias, validou a observação de Gilley*

* Essa observação poderia se aplicar aos garotos também, é claro, mas estávamos em 1976. Além do mais, incluir todas as possibilidades na canção comprometeria as rimas do letrista Baker Knight, se é que ele chegou a pensar no assunto.

de que "é engraçado, é estranho, como a opinião de um homem muda assim que ele começa a enfrentar a solidão da noite".[4]

Pense em como você se sente diante de uma ordem do seu chefe. Sua primeira reação, pelo menos mental, costuma ser "Vou fazer quando tiver tempo" ou "Peça para outra pessoa". Isso se chama *reatância* e nem sempre nos faz bem. A relação entre reatância e dopamina não é inteiramente compreendida, mas podemos pensar nela como o resultado de um surto de dopamina desencadeado por uma ameaça – nesse caso, ameaça à independência e à autonomia. Um segundo de reflexão pode restaurar nossa sensatez, mas nossa reação automática costuma ser: "Não me diga o que fazer!" Esse impulso pode ser tão forte a ponto de renegarmos nossos padrões e objetivos a longo prazo. Quando sentimos que nossa autonomia está sendo minimamente ameaçada, ela se torna a coisa mais importante que existe. Para alguém que procura um parceiro sexual imediato, a "hora de fechar" significa que todas as escolhas estão prestes a desaparecer. E isso ameaça nossa autonomia – o que pode nos levar à reatância, baixando nossos padrões.

Segundo Pennebaker, uma explicação alternativa seria a teoria da dissonância. Se você está determinado a conquistar alguém num bar, dará preferência a pessoas que considere bonitas, mas nem sempre vai encontrá-las. Para resolver a diferença entre o que você quer e o que está disponível, talvez você se convença de que as pessoas ao seu redor são mais atraentes do que pensou a princípio. Pennebaker então citou um estudo realizado em 1970: "À medida que o tempo para tomar uma decisão diminui, mais as alternativas parecem atraentes."[5] Essa pesquisa investigou se tendemos a achar outras pessoas mais bonitas quando temos apenas três minutos para avaliá-las em vez de 15. Descobriu que quanto mais tempo temos, mais distinguimos pessoas atraentes das não atraentes. No entanto, à medida que nosso tempo para escolher diminui, tendemos a melhorar nossas avaliações iniciais – algo que o Sr. Gilley já tinha resumido em dois versos.

O que Pennebaker fez foi colocar a teoria à prova. Ele enviou entrevistadores a três bares em três horários diferentes: três horas e meia antes do fechamento, duas horas antes do fechamento e trinta minutos antes do fechamento. A pergunta era simples: "Numa escala de 1 a 10, em que 1 indica 'nada atraente', 5 indica 'na média' e 10 indica 'extremamente atraente', como você avaliaria as pessoas do sexo oposto presentes aqui hoje?" Em seguida, os entrevistadores perguntavam a respeito das pessoas do mesmo sexo do entrevistado. O resultado: enquanto as avaliações de pessoas do mesmo sexo permaneceram as mesmas, *as avaliações de pessoas do sexo oposto aumentaram à medida que o horário de fechamento se aproximava.* Essa pesquisa não apenas validou a "hipótese" de Gilley como conferiu à velha sabedoria popular uma base psicológica.*

Mas como combater a reatância ou a dissonância? Como acontece com tantos outros desafios comportamentais, o primeiro passo é tomar consciência tanto do problema quanto da sua origem, e você já fez isso lendo esta seção. Quando se pegar resistindo a uma ordem, seja de outra pessoa ou de si mesmo, reconheça o que está ocorrendo. Em vez de avaliar a situação com clareza para tomar uma decisão ponderada, talvez você esteja resistindo a uma ameaça à sua independência, tentando se convencer do valor de alguma coisa ou fazendo tudo isso ao mesmo tempo. De todo modo, você está flexibilizando a verdade para obter o que deseja. Tudo bem fazer isso, desde que seja uma escolha consciente, mas saiba que há outras possíveis.

Experimente o seguinte: não diga a si mesmo que você "precisa" fazer algo, mas que você "consegue". Isso não é fácil, pelo menos não na primeira vez. Vai parecer forçado – porque é mesmo –, mas não tem problema. Quando troca as palavras "preciso fazer" por "escolho fazer", você reivindica sua autoridade e sua autonomia e rejeita a reatância. Você não é mais aquele que recebe ordens; é aquele que ordena. Por exemplo, em vez de dizer "Se eu não quiser passar a noite sozinho, vou ter que encontrar alguém tão desesperado quanto eu", diga: "Quero companhia esta noite. Quem merece minha atenção? Quem está à altura de passar a noite comigo? Fazer sexo é mais importante do que respeitar meus padrões? O que eu realmente quero?" Quando fala consigo mesmo dessa maneira, você troca a reação automática por uma decisão fundamentada. Você retoma o

---

* Se há um lapso na pesquisa de Pennebaker, é o fato de que a equipe se concentrou apenas nos versos de Gilley, ignorando uma afirmação pioneira similar feita cinco anos antes pelo cantor e compositor Stephen Stills. Seus versos, que alcançaram a 14ª posição na *Billboard*, diziam: "Se você não pode estar com a pessoa amada, ame a pessoa que está com você."

comando, avaliando suas escolhas como elas de fato são – não como você gostaria que fossem.

A ATRAÇÃO PELO PERIGO

"Homens perigosos" são mesmo mais atraentes ou esse é mais um estereótipo tóxico? Para algumas pessoas, o assunto é delicado, e nenhuma afirmativa genérica como essa pode se aplicar a todo mundo.

Dito isso, eis o que indicam alguns dos dados mais recentes. Um estudo de 2023 realizado na Austrália sugere o que você talvez já suspeitasse: mulheres que buscam relacionamentos de curto prazo ou relações sexuais breves tendem a se sentir menos atraídas por homens "cautelosos" e preferir aqueles que se envolvem em comportamentos arriscados – os "perigosos".

"Para relações sexuais fortuitas, elas preferem tipos corajosos e com boa constituição genética – homens que assumem riscos parecem se encaixar nesse perfil", diz o Dr. Cyril Grueter, principal autor do estudo.[6] Se pensarmos nos relacionamentos em termos transacionais, é o que esperaríamos encontrar mesmo. O apelo de uma conexão de curto prazo começa com a sedução, o potencial para uma experiência melhor do que se esperava, a sensação causada pelo acionamento do sistema dopaminérgico do desejo. O que pode ser mais imprevisível do que alguém que fala e se comporta como um risco ambulante? Essa transação também tem um bônus: a experiência "arriscada" de sair com um cara perigoso tende a ser bastante segura para a mulher, pois é o homem quem está se pondo em risco. Isso dá ao sistema dopaminérgico de controle um forte motivo para sancionar a decisão.

O estudo também apresentou outras conclusões que fizeram sentido. Grueter e sua equipe descobriram que mulheres relativamente saudáveis, com mais acesso a cuidados de saúde, são mais propensas a ser atraídas por homens imprudentes, principalmente se comparadas àquelas com menos segurança econômica. Talvez isso se deva ao fato de elas terem mais recursos sociais e financeiros para enfrentar as consequências caso a escolha dê errado. Pense nisso como se fosse um seguro: mesmo que a relação acarrete doenças, agressões ou gravidez indesejada, elas provavelmente poderão restituir a vida ao que era antes.

O efeito do perigo na atração sexual difere entre homens e mulheres. Eles são mais propensos a assumir riscos do que elas.[7] De modo geral, elas tendem a ver mais riscos num relacionamento do que eles.[8] Portanto, a atração por comportamentos de risco é reforçada não só por fenômenos dopaminérgicos imediatos como também por uma expressão prolongada do impulso dopaminérgico: o instinto evolutivo de propagar a espécie. As mulheres têm enorme poder para escolher com quem se envolverão sexualmente. A disposição para assumir riscos torna determinado homem mais atraente que outro. É o que os autores do estudo chamam de "propaganda sexual"[9] da capacidade de domar o mundo físico. Para confirmar isso, os autores citam outros estudos[10] que indicam que os homens são mais – e não menos – propensos a correr riscos físicos na frente de mulheres, "principalmente de mulheres atraentes".[11]

Mas por que essa preferência feminina por homens destemidos se concentra nos relacionamentos passageiros e não nos de longo prazo? Porque os propósitos desses relacionamentos são diferentes. A curto prazo, o objetivo é garantir um parceiro com superioridade genética; estudos anteriores indicam que a "masculinidade facial" tem um apelo semelhante e é percebida como um indicador, entre outras coisas, de boa saúde.[12] A longo prazo, o objetivo é conquistar um parceiro que exiba bom comportamento – alguém responsável e confiável que provavelmente vá se comprometer com a relação. É aqui que a evolução promove certas qualidades em detrimento de outras.

Em tempos remotos, seria quase impossível criar um bebê e, ao mesmo tempo, caçar o jantar e afugentar lobos. O mundo mudou, mas o fato permanece: forças biológicas influenciam as escolhas que fazemos em nossos relacionamentos – e elas não podem ser ignoradas só porque não se alinham à nossa cultura. Milhões de anos de tentativas e erros moldaram o modo como propagamos a espécie. Cultura e natureza estão fora de sincronia, e levará algum tempo até que nossos genes reflitam nossas aspirações morais mais recentes.

No fim das contas, temos o direito de gostar – e sair em busca – do tipo de parceiro que quisermos. Ninguém deve desculpas ou explicações por suas preferências românticas.

Para as mulheres. Se você se sente atraída pelo perigo e acha que isso ameaça sua segurança, reflita sobre os motivos dessa atração e use esse conhecimento quando se sentir vulnerável. Lembre que o circuito do desejo provoca o sentimento, mas o circuito de controle promove a análise consciente. Tenha também em mente que a atração pelo perigo não é, de forma alguma, uma falha de caráter. É uma expressão da genética, que nesse caso acaba ofuscando qualidades mais nobres de um indivíduo.

Para os homens. Se você está em busca de relacionamentos breves e sexo casual, pode aumentar seu charme adotando uma postura mais audaciosa diante das mulheres. Você não precisa necessariamente demonstrar força física; basta falar com mais espontaneidade e autoconfiança - algo que se desenvolve com a prática. Não tenha medo do fracasso nem do constrangimento. A experiência tornará você mais confiante e aumentará sua chance de sucesso no futuro.

DÁ PARA SABER SE ALGUÉM É NOSSO PAR PERFEITO?

No campo da paixão, um jeito de dominar a dopamina é concluindo que se está apaixonado. Isso faz com que nosso foco - que antes estava na busca dopaminérgica de um novo amor e seus mistérios - seja redirecionado para o desenvolvimento do apego. Além de agradável, esse é um modo construtivo de encerrar uma busca movida pela dopamina. Lembre-se: o propósito evolutivo da dopamina não é oferecer o prazer da busca como um fim em si mesmo. A "promessa" da dopamina às vezes se torna realidade. Nesse caso, ela nos leva ao prazer, à satisfação e à segurança no aqui e agora. Trocamos a busca pelo amor (impulsionada por sentimentos antecipatórios) pela experiência de estarmos apaixonados (governada pelos neurotransmissores A&As).

Para fazermos essa importante mudança, primeiro precisamos saber se estamos apaixonados. Passamos horas tentando descobrir isso, mas o assunto é muito subjetivo. É preciso descobrir se nos sentimos valorizados, se estamos atraídos pela outra pessoa, se nossos planos para o futuro se encaixam com os dela e se estamos interpretando os sentimentos corretamente.

Robin Nixon Pompa e Patrick Pester, do portal Live Science, pesquisaram a literatura científica e elaboraram uma espécie de checklist para nos ajudar a descobrir se o que sentimos é mesmo amor.[13] Embora essa questão nunca seja totalmente objetiva, as perguntas de Pompa e Pester nos oferecem uma abordagem metódica para avaliar nossos sentimentos.

Vejamos, por exemplo, o questionário a seguir. Se você responder "sim" a várias destas perguntas, é provável que esteja apaixonado. Então é hora de parar de correr atrás do amor e começar a cultivá-lo.

- Você acha essa pessoa mais especial do que as outras que você já namorou?
- Você se concentra mais nas qualidades do que nos defeitos dela?
- Você sente que sua energia e seu humor têm oscilado com mais frequência que o normal?
- Você tem passado grande parte do seu tempo pensando na outra pessoa?
- Você sente uma certa dependência dela, pois fica incomodado quando estão longe ou tem medo da rejeição?
- Você passa um tempo considerável imaginando o futuro ao lado dela?
- Você se sente mais tocado pelo sofrimento dela do que pelo dos outros?
- Você reorganizou suas prioridades e até seus interesses pessoais para se adequar melhor às necessidades dela?
- Você se sente possessivo em relação a essa pessoa?
- Você anseia por intimidade não só sexual, mas também emocional?
- Você às vezes suspeita que seus sentimentos por ela estão além do seu controle?[14]

Encontrar a pessoa certa é um exercício movido pela dopamina do desejo. Envolve buscar alguém diferente o bastante para despertar nossa curiosidade, mas familiar o suficiente para nos lembrar das coisas que mais valorizamos. Ou, numa linguagem mais técnica, buscamos ser surpreendidos por erros de previsão de recompensa. Um encontro melhor do que o esperado nos encoraja a saber mais sobre a outra pessoa, mas por um tempo não precisamos de muitas informações. Com base em quase nada, imaginamos infinitas possibilidades ao lado dela, na esperança de encontrar uma conexão humana ideal. Até que, por fim, a imaginação precisa dar lugar ao aprendizado; é quando a dopamina de controle entra em cena para preencher as lacunas sobre aquela pessoa desconhecida. Em geral, descobrimos rapidamente se um romance é promissor. Quando não é, superamos e seguimos em frente. Quando é, a outra pessoa se torna ainda mais atraente – e insistimos na relação. Nossas expectativas iniciais vão se transformando num primeiro rascunho mais realista. É esse processo experimental, estimulante e revelador que define a busca pelo "par perfeito".

Capítulo 8

LIDANDO COM OS INSTINTOS SEXUAIS

O SEXO E O PODER DA COMPETIÇÃO

Entre todos os impulsos humanos, o sexo é o que mais influencia o indivíduo. É o mais proeminente na cultura. É o mais exigente a curto prazo e o mais impactante a longo prazo. É o que tem mais chance de levar a constrangimentos e fracassos. É o que se associa mais rapidamente ao instinto de violência. É uma fonte de prazer breve e intenso que pode preceder uma vida inteira de problemas. É o que mais nos leva a mentir e a tomar atitudes que podem alegrar ou destruir totalmente nossa vida. Quando se trata de influência, o sexo supera a razão. Dizem que Helena de Troia era tão atraente que seu rosto lançou mil navios ao mar. Ótimo para ela; o desejo sexual é uma motivação mais poderosa do que contratos com estaleiros e marinheiros. Numa época em que não havia igualdade de direitos, as diferenças sexuais entre homens e mulheres eram uma fonte primária de influência e poder para elas – algo inclusive capaz de civilizar os homens.

Até certo ponto, podemos domar, mitigar, ampliar e suprimir todos os impulsos humanos, mas o sexo é o mais indomável deles. A dopamina é a molécula do desejo, mas o sexo é o desejo em si – por mais, e mais, e mais –, o que faz parte de sua singularidade. Por que outros impulsos naturais não nos impelem a tantos extremos com a mesma intensidade? Por que o impulso sexual nos leva tão além de seu propósito de propagar a espécie?

Porque um dos elementos do "sucesso" sexual se baseia na competição.

A maioria dos nossos instintos nos estimula a buscar coisas que podemos obter sozinhos, como comida, mas a propagação da espécie exige duas pessoas. Pense numa "oportunidade" sexual como um homem competindo pelo prêmio da atenção de uma mulher. Quando se trata de apelo sexual, se um homem tiver sucesso numa "competição" como essa, provavelmente terá sucesso em outras. Isso significa que não apenas esse homem em particular, mas esse tipo geral de homem – sexualmente mais atraente e mais ativo –, se reproduzirá com mais frequência. E não importa se essa é a intenção dele ou apenas a natureza falando mais alto. No fim das contas, esse tipo de homem terá, naturalmente, uma presença maior no âmbito reprodutivo.

A humanidade foi se disseminando, geração após geração, graças a homens e mulheres mais sexualmente ativos e motivados. É por isso que hoje o desejo sexual é tão avassalador, sobretudo entre os homens. E é em parte por isso que nossa cultura está saturada de referências sexuais. Somos mais focados em sexo do que talvez gostaríamos, sobrecarregados que estamos com o legado deixado por nossos ancestrais.

Não é de espantar, portanto, que o neurotransmissor mais poderoso de todos – a dopamina –, com sua capacidade de nos atrair para o romance e nos guiar pelos desafios dos relacionamentos, seja parte integrante do maior imperativo biológico: a sobrevivência por meio da propagação da espécie.

É NORMAL GOSTAR TANTO ASSIM DE SEXO OU TEM ALGO ERRADO COMIGO?

Sejamos claros: ter profundo interesse, ou mesmo certa obsessão, por sexo não significa que você tem um vício. Provavelmente você nem sequer tem um problema. Um interesse forte e constante por algo vira um problema quando se transforma em compulsão – quando você não consegue parar de fazer seja lá o que for mesmo tentando bastante ou quando isso interfere no seu trabalho, nos seus estudos, nos seus relacionamentos ou na sua paz de espírito.

Eu, por exemplo, sempre adorei pizza. De vez em quando, sentia um desejo louco de comer pizza e perguntava à minha esposa se ela queria também. Quando ela não queria, eu passava na pizzaria e comprava uma fatia só para mim. Às vezes eu comia mais fatias do que deveria, mas nunca me faltou força de vontade para dizer "Hoje não". E jamais faltei ao trabalho para ficar no estacionamento da Domino's pedindo uma pizza família atrás da outra.*

Na verdade, podemos ser "viciados" (no sentido mais amplo da palavra) em coisas que são boas para nós, como exercícios físicos, meditação ou oração, e não gostaríamos de perder esse hábito. Alguém pode ser "viciado" em academia a ponto de sacrificar outras atividades para treinar; no entanto, a menos que você negligencie seus filhos ou falte ao trabalho, esse não é um problema tão ruim assim.

Caso você ache que tem algum problema relacionado ao sexo – e acredite que precisa de ajuda profissional –, analise honestamente como o sexo influencia sua vida respondendo às perguntas seguintes. Talvez suas respostas indiquem que você precisa do apoio de um especialista, mas também podem mostrar questões que você pode resolver sozinho ou com a ajuda de um amigo.

Estou sempre tentando fazer sexo, mesmo que meu parceiro ou parceira não esteja tão a fim? Se você tem o hábito de sugerir fazer sexo com seu par mais vezes do que ele gostaria, isso até pode frustrar você ou irritar essa pessoa, mas por si só não indica nenhum problema além de falta de sensibilidade. Só se torna um problema quando você pede com tanta frequência que passa a interferir na vida da outra pessoa; quando você deixa de cumprir suas outras obrigações; ou quando você está tão obcecado por sexo que isso passa a afetar seu cotidiano. De todo modo, é uma questão que vale a pena ser investigada. A falta de noção não é uma doença, mas felizmente tem cura: pare de culpar sua biologia e deixe de ser inconveniente.

Sou incapaz de resistir à vontade de ter prazer sexual, mesmo quando estou sozinho? Essa pergunta traz à tona a preocupação central deste capítulo: *Eu sou normal?* Ou, neste caso específico: *Eu me masturbo mais que a maioria das pessoas?* Para esse assunto, temos dados confiáveis. Entre homens e mulheres de 18 a 24 anos de idade, cerca de um em cada quatro indivíduos se masturba várias vezes por mês. Nessa mesma faixa etária,

---

* Relembre o que contei no Capítulo 4 sobre minha relação com a comida. Há uma diferença bem grande entre satisfazer um desejo e ser incapaz de resistir a ele.

uma em cada 10 mulheres se masturba várias vezes por semana – entre os homens, isso é cerca de quatro vezes mais comum. Entre homens e mulheres que se masturbam várias vezes por semana, esse hábito não tende a diminuir significativamente até depois dos 50 anos.[1] De modo geral, os homens se masturbam com mais frequência do que as mulheres, mas a diferença não é tão grande assim.

Embora todos queiramos saber se somos "normais" em comparação com os outros, o mais importante é saber se o prazer solitário interfere na nossa capacidade de tocar a vida. Se a masturbação frequente toma o tempo que você gostaria de dedicar a coisas mais importantes ou se está impedindo você de buscar ou manter um relacionamento amoroso, talvez isso indique um problema que precisa de atenção.

Meu comportamento sexual é tão intenso que preciso mentir sobre ele? Uma transa que faz você se atrasar para uma reunião de negócios pode ser motivo de orgulho, mas, se ocorre com tanta frequência que o faz ter que inventar mil desculpas, talvez sugira certo descontrole sexual. Quando você precisa mentir para encobrir o sexo, é provável que tenha um problema. E quanto mais você demorar a admiti-lo, mas difícil será solucioná-lo – o que nos leva à pergunta seguinte.

Estou infringindo meu código moral? Embora a moralidade não seja necessariamente parte do vício, pensar no que você está fazendo *à luz do seu código moral* pode ajudá-lo a entender melhor o papel do sexo em sua vida. Também pode motivá-lo a adotar o comportamento que deseja. Se você está num relacionamento sério, provavelmente compartilha um código moral ou ético com a outra pessoa. O que você está fazendo viola esse código? Essa violação tem um custo? Se tiver, você está disposto a arcar com ele? O que você está fazendo vai contra o que foi combinado na relação? Se seu par ficasse sabendo, isso seria um problema para ele ou para você?

Minha conduta sexual pode me causar problemas financeiros, legais ou de saúde? Ao avaliar as consequências de um comportamento sexual, vale a pena adotar uma abordagem mais pragmática. Suas atitudes têm consumido recursos que você compartilha com outra pessoa? A pornografia pode custar dinheiro; encontros casuais, ainda mais. O mesmo acontece com a prostituição, que também traz riscos legais e de reputação, bem como perigos para a saúde de todos os envolvidos – inclusive para o seu par. Deixe de lado as questões morais e analise se o que você está fazendo põe em risco suas finanças, sua segurança, sua saúde, sua reputação e sua carreira.

Recorro ao sexo para não ter que lidar com outra coisa? Algumas pessoas consomem drogas ou álcool para aliviar o estresse e fugir de um problema doloroso. Você tem o hábito de recorrer ao sexo sempre que uma questão difícil surge em sua vida?

Uma coisa é querer saber se seu apetite sexual é saudável; outra bem diferente é sentir que o sexo tem prejudicado sua vida. O vício em sexo se caracteriza por um desejo tão forte que está além da sua capacidade de resistir a ele e muitas vezes pode ser fruto de um sistema dopaminérgico desregulado. Se você ficou alarmado com as perguntas anteriores, cogite buscar ajuda profissional. Mas lembre-se de que muito do nosso apetite sexual é saudável e está dentro do que se considera "normal".

A busca por sexo, impulsionada pela dopamina, dá lugar à influência de outros neurotransmissores para, em última análise, produzir uma experiência emocional profunda no aqui e agora. O objetivo deste capítulo é ajudar você a controlar melhor seu desejo sexual, diminuindo-o ou aumentando-o quando for mais conveniente. Algumas de nossas prioridades estão inevitavelmente vinculadas a expectativas culturais, a preferências pessoais e a sentimentos como orgulho e culpa. A ideia aqui é analisar tudo isso para termos a vida sexual que desejamos.

ATRAÇÃO POR FRUSTRAÇÃO

Há quem diga que o maior órgão sexual é o cérebro – e é mesmo. O cérebro pode transformar o banal em interessante e o esquisito em maravilhoso. Isso é particularmente valioso quando o desejo começa a se esvair, algo que costuma acontecer em relacionamentos de longa data.

Se você quer manter a chama acesa, considere se privar um pouco da proximidade que a dopamina tanto deseja. Num artigo da *Psychology Today*,[2] Gregg Levoy observou que um componente fundamental da paixão é o sentimento que surge apenas quando estamos separados e que alimenta a expectativa de estarmos juntos novamente. Pense nisso como a versão carnal da doce tristeza de Julieta: podemos criar uma deliciosa antecipação sexual a partir da espera – a chamada "atração por frustração". Então abdique um pouco do prazer, pois a maneira mais direta de reavivar um desejo é adiando a gratificação.

Você pode consultar um terapeuta, comprar brinquedos eróticos ou dar asas à sua imaginação, mas nada disso é necessário para restaurar pelo menos parte da intensidade sexual. Citando a psicoterapeuta Esther Perel e a Dra. Gina Ogden, Levoy apresentou vários métodos para manter viva a paixão, melhorar a intimidade sexual e prolongar a excitação usando a dopamina. Eis alguns deles:

Voto de silêncio. Reserve um período – horas ou mesmo um dia inteiro – para que você e seu par fiquem sem se falar. Vocês podem usar qualquer outro recurso: escrever, gesticular, tocar, desenhar, apontar – só não podem falar um com o outro. Quem sabe, no final, vocês comemorem o feito com uma noite romântica, com ou sem palavras?

Afastamento total. Leve o "voto de silêncio" um passo adiante e vete qualquer tipo de comunicação entre vocês. Durante esse tempo, observe quanto seus pensamentos se voltam para a outra pessoa e por quê. Você gostaria de saber algo a respeito dela ou de perguntar a opinião dela com mais frequência? Você valoriza o que ela tem a lhe dizer? Valoriza os conhecimentos e a experiência dela e a conexão que construíram juntos? Você sente prazer só de pensar nela? E o que você pensa exatamente?

Encontro marcado. Agende um encontro sexual com bastante antecedência. Nas horas ou dias anteriores, conversem a respeito do que planejam fazer. Para isso, vocês podem se comunicar por meio de um…

Canal secundário. Crie novas contas de e-mail para serem usadas somente em conversas íntimas. Algumas pessoas usam o canal secundário como um meio alternativo de ter as conversas picantes de sempre. Outras usam para expressar o que jamais diriam em voz alta. Essa plataforma à parte pode gerar um grande prazer por antecipação.*

* Mas atenção: verifique o destinatário antes de enviar a mensagem. Não seria o melhor momento para enviar um e-mail por engano. Melhor ainda: use uma conta alternativa ou um aplicativo específico para enviar essas mensagens e não adicione mais ninguém aos seus contatos além do seu par.

Renúncias. Durante os primeiros vinte minutos de pegação, combinem alguma exceção inesperada e até deliciosamente frustrante: não se beijem na boca, não se toquem por baixo das roupas, não falem um com o outro, não façam carinho abaixo da cintura ou, quem sabe, fiquem de olhos vendados.

Troca de papéis. Planeje um encontro romântico com novas regras básicas: quem costuma tomar a iniciativa fará o papel mais passivo e vice-versa. Inverter a rotina pode fazer o sexo parecer novo e misterioso novamente.

MAS É TÃO BOM!

Todos os nossos instintos têm algo em comum: estão sempre prontos a um chamado para a ação. Mas no tocante aos estímulos sexuais a coisa é diferente, pois são eles que vêm nos chamar. Não para nos aborrecer com uma tarefa difícil, como fugir de um predador ou sair em busca de comida ou novas ferramentas. São simplesmente um convite para o prazer. O desejo sexual é aquele amigo festeiro que nos encoraja a sair de casa em busca de diversão. Fruto da dopamina do desejo, ele está diante da nossa casa, buzinando no carro com o motor ligado. Por esse motivo, entre todos os desejos humanos, o desejo sexual é o que mais costuma sobrepujar a razão, desconsiderar nossos objetivos a longo prazo e nos cegar para os riscos que corremos.

O segredo para dominar o sexo é se preparar para o momento de escolha e reconhecê-lo quando aparecer. Se você está nesse pequeno intervalo de tempo – entre a vontade e a ação da dopamina, entre o desejo e o controle –, é tarde demais para comparar o que importa agora e no futuro. É tarde demais para considerar ética, religião, risco de doenças, se haverá outras oportunidades, até que ponto a outra pessoa é atraente, há quanto tempo isso não acontece e quem ficará sabendo. Para responder com qualquer coisa que não seja um "Não!" motivado pela culpa ou um caloroso "Claro que sim!", precisamos ter analisado a pergunta muito antes. Afinal, as opções são excludentes: vamos perseguir esse desejo agora ou vamos deixá-lo de lado? Se formos em frente, será porque essa é a nossa vontade ou porque estamos sucumbindo a um impulso biológico que ofuscou nossos sentidos? Se desistirmos, de que maneira faremos a renúncia valer a pena? Há muitos tipos de frustração, mas a frustração sexual costuma ser a menos administrável de todas, pois insiste por um prêmio de consolação antes de desaparecer.

Quando se trata de sexo, pense no anseio dopaminérgico como uma batida na porta: espiamos pelo olho mágico, vemos o que está lá fora e reagimos de maneira irrefletida ou ponderada. A qualidade da nossa vida sexual depende de como nos preparamos para esse importante momento.

Capítulo 9

COMO FAZER A RELAÇÃO DURAR

A BOLA DE DEMOLIÇÃO SEMPRE PRESENTE

No mundo ocidental, os aspectos legais do casamento são menos uma necessidade cotidiana e mais uma apólice de seguro para um dia muito conturbado que a maioria dos casais jamais vivenciará. Até pouco tempo atrás, o casamento era apenas uma versão reconhecida juridicamente de costumes culturais com aceitação quase universal, um compromisso público com a monogamia de longo prazo e seus benefícios. A necessidade de legislar sobre o assunto era sobretudo econômica: o casamento formal oferecia proteção para o restante da família quando o provedor pedia a separação ou morria. Numa época em que as mulheres ainda não tinham entrado no mercado de trabalho, o Estado impedia o marido de abandonar financeiramente a esposa e os filhos sem sofrer penalidades.

Esse antigo modelo "marido trabalhador, esposa dona de casa" já não é tão comum, o que torna a proteção financeira muito menos importante. Mas isso é só metade do propósito do contrato. Quando o assunto é manter um relacionamento, a dopamina age na outra metade – a moralidade – e no fato de que, hoje, casamento e compromisso têm menos a ver com códigos morais.

O casamento une os três componentes do amor segundo a antropóloga Helen Fisher: luxúria, atração e apego. Trata-se de um contrato, e a adoção de sua lei explícita é alegremente anunciada em linguagem cerimonial, num evento público, e depois reforçada com uma celebração.* No entanto, a legitimação do casamento oferece menos benefícios para os indivíduos em si e mais para que eles *permaneçam juntos*, o que nos leva ao foco deste capítulo. Como poderemos permanecer juntos quando lidamos com o apelo constante da dopamina em favor do novo e do desconhecido – justo aquilo que mais desperta o romance?

Pessoas casadas são amplamente livres para encontrar atração e apego fora do relacionamento, mas não luxúria. Por que não concentrar as normas conjugais nos outros dois sentimentos? Porque a luxúria é a força mais poderosa entre as três, um exercício de prazer avassalador impulsionado pela biologia. Ligada a um gatilho biológico, a luxúria pode rapidamente sair do controle e às vezes só é contida por outra resposta biológica: a dor (ou ameaça de dor). Os costumes mudam, mas o sexo fora do casamento continua sendo um tabu – você pode olhar, mas não tocar, como diria Bruce Springsteen. Quase todo casamento sobrevive a um pequeno flerte com outras pessoas, mas poucos se mantêm de pé após uma traição.

Isso se aplica até mesmo quando as partes concordam de antemão com a "infidelidade". Com a aparente ascensão do poliamor e dos relacionamentos abertos no século XXI, vale a pena mencionar o estudo original de 1981, *A mulher do próximo*, de Gay Talese. Talese estudou muitas comunidades alternativas do século XX baseadas no amor livre, muitas vezes por imposição de alguma liderança masculina. O autor chegou a participar de algumas dessas comunidades e concluiu que, em todos os casos, elas rapidamente terminavam em dissolução, hostilidade ou violência. Isso não significa que uma comunidade assim não seja possível. Mas a maioria esmagadora das evidências – basicamente todas, segundo Talese – nos mostra que o livre acesso ao sexo acaba destruindo o apego, a atração, a comunhão e a família. A luxúria sempre encontra um jeito de fazer isso. Pessoas que procuram estruturas não monogâmicas são livres para fazê-lo, mas precisam saber o que enfrentarão. A luxúria é uma bola de demolição que irrompe em qual-

* Outro fator relevante aqui é a antiga crença (hoje quase extinta) de que morar junto sem se casar é inaceitável. Embora as principais objeções sempre tenham sido religiosas e morais, o motor prático por trás desse tabu era o fato de que a prática não oferecia nenhuma compensação financeira para mulheres e crianças abandonadas.

quer nível de relacionamento. No mundo ocidental, não há muitos casos de sucesso além do modelo tradicional de casamento.

No entanto, agora que a justificativa financeira para o matrimônio desapareceu por completo para muitos casais, será que o amor vai bastar? Provavelmente não, mas os três elementos do amor nos indicam um caminho para permanecermos juntos. Ao que parece, para termos um relacionamento duradouro, precisamos fazer um esforço não para negar nossas inclinações, mas para reconhecê-las e redirecioná-las.

EM DEFESA DE UM CASAMENTO "PRIMEIRO EU"

Para ter uma relação amorosa bem-sucedida, você precisa permanecer no topo das suas prioridades.

Nós, ocidentais, costumamos buscar um relacionamento estável quando sentimos não apenas desejo sexual, mas também interesse intelectual e emocional pela outra pessoa. E sentimos algo mais: a vontade de formar um casal. Talvez seja a preferência humana por escolhas binárias que nos atraia para coisas que vêm em pares, não em trios ou mais componentes. Uma vez formado o relacionamento, buscamos oportunidades para praticar a abnegação – renunciando ao chamado da dopamina do desejo e fingindo, por exemplo, ignorar uma pessoa atraente para agradar nosso par. Esperamos, com isso, mostrar a ele que estamos comprometidos, e desejamos sentir a mesma reciprocidade. A abnegação é, portanto, não só uma prova de maturidade como também um modo prático de reforçar a união de um casal.

Ao tentarmos convencer a outra pessoa do nosso compromisso, muitas vezes lhe dizemos, com bastante sinceridade, que ela é o que mais importa na nossa vida. Só que, se vivida ao pé da letra, essa declaração é um erro.

Em sentido literal, ser egocêntrico em qualquer relacionamento não é apenas bom, mas necessário: se você não cuidar de si mesmo, outra pessoa terá que cuidar, provavelmente quem estiver mais próximo. Quando não se responsabiliza por si, você se torna um problema para outra pessoa.

Assumir a responsabilidade por si é a única postura que faz a união durar. No início da relação, você chega preparado para doar, o que o torna um candidato ideal ao apego. Se a outra pessoa aborda o apego da mesma maneira, forma-se um casal sintonizado e preparado para resistir à distração da dopamina. Quando agimos como seres independentes e nos comprometemos a atender ou refutar nossas demandas pessoais e imediatas, ficamos mais livres para nos envolver mais plenamente com outras demandas – demandas que, a princípio, exigem cálculo, imaginação e comprometimento da dopamina de controle. Após lidarmos com nossas próprias responsabilidades, podemos passar para outras coisas, a começar pelas necessidades da pessoa que amamos (nesse sentido, ela se torna de fato nossa prioridade). Cuidamos de nós mesmos na medida do possível para que possamos nos entregar mais completamente a outra pessoa.

Dificuldades surgirão porque a vida e o casamento são assim, mas a abordagem do "eu primeiro" faz com que, quando os problemas surgirem diante do casal, ambos estejam bem equipados para oferecer apoio mútuo e até mesmo cuidados incondicionais. Essa segurança é um dos principais benefícios, e alegrias, de uma relação a dois – como a formação de uma família, que exige indivíduos comprometidos a se doar diariamente a outra pessoa. A abordagem do "eu primeiro" também é fácil de transmitir para as crianças e tem muito em comum com ensinamentos religiosos e filosóficos, caso sua família se guie por eles.

O amor levanta questões complicadas, a maioria sem respostas fáceis, algumas sem resposta alguma, e assim vamos levando. Mas, para aumentarmos a chance de sobrevivência do apego, devemos cultivá-lo cuidando de nós mesmos primeiro, para conseguirmos cuidar melhor um do outro quando necessário. Isso é vital, pois, sem o apego, resta pouca utilidade para a luxúria e a atração num relacionamento. É aí que o "eu primeiro" se transforma em "eu sozinho", e o casamento se desfaz.

A BELA MENTIRA

Procurando um motivo para salvar um relacionamento apesar dos conflitos? Saiba que o tempo cura todas as dores, mas não só isso. Ele pode reescrever e aprimorar as lembranças.

A pessoa ao seu lado é sedutora, mas nada seduz mais do que uma paixão nova e misteriosa. A dopamina nos deixa apaixonados pela incerteza, nos fazendo acreditar que um novo pretendente pode ser a pessoa que sempre desejamos, alguém capaz de atender a todos os nossos anseios e realizar nossos sonhos. Quando se trata de amor, a dopamina é hiperbólica. E, como se não bastasse, há outro fator neurológico que pode deturpar nosso raciocínio, não a respeito de um amor futuro, mas do amor que já estamos sentindo.

Pense no disco rígido de um computador. Um documento salvo nele só será alterado se você fizer alguma modificação e salvá-lo novamente. É mais ou menos assim que seu cérebro salva lembranças: você se recorda de um fato, vivencia essa memória, comenta com outras pessoas sobre ela e depois parte para outro tópico. Mas o que acontece em seguida provavelmente não é o que você espera: ao recordar, você substitui o antigo "arquivo" em seu cérebro por um novo, uma versão editada por seus sentimentos no instante da lembrança. É o que chamamos de *reconsolidação*, cujo objetivo é conservar as lembranças úteis para o processamento de novas informações e experiências, além de nos ajudar a dar sentido ao passado. Talvez você goste do seu atual par romântico, mas tenha antipatizado com ele assim que o viu pela primeira vez. Hoje, graças aos seus sentimentos mais positivos, a lembrança do primeiro encontro será revisitada, editada e gravada novamente. Talvez aquela roupa extravagante e aquele chapéu ridículo não lhe pareçam tão extravagantes e ridículos agora. Talvez aquele comentário ácido que a pessoa fez ao garçom pareça agora uma tirada inteligente. Talvez aquele primeiro jantar constrangedor não tenha sido tão constrangedor assim.

Só que foi. Os eventos do primeiro encontro não mudaram; o que mudou foi o registro deles. Cada vez que você traz de volta uma lembrança (seja ela boa ou ruim), seu cérebro a molda de acordo com o que você está sentindo na hora. Talvez hoje seu relacionamento esteja desgastado e você relembre aquele primeiro encontro horrível como "os bons e velhos tempos" – pois quer acreditar que as coisas nem sempre foram ruins. Ou talvez você relembre aquela noite como um fiasco completo, pior do que realmente foi, pois precisa justificar seu arrependimento atual.

Nossa busca por amor verdadeiro com pessoas reais, fundamentada em experiências reais, começa com certa resistência natural – ou certa benevolência, caso você o tempere com uma boa dose de ilusão. Acontece que nosso confuso sistema de lembranças é um catalisador para um relacionamento funcional, minimizando o que talvez não possamos perdoar ou esquecer. Com o tempo, essa falta de clareza entre fatos e lembranças talvez seja o que torna o amor possível. Nosso modo de viver e amar se baseia em belas mentiras, ou pelo menos em mentiras úteis: a dopamina nos ilude, nos fazendo sonhar com um futuro melhor e insistir num relacionamento graças ao perpétuo e conveniente aprimoramento da nossa percepção do passado.[1]

Um estudo sobre o assunto, publicado em 2018, começa caracterizando o eterno desafio da paixão.[2] O texto dos autores merece um prêmio por conseguir abordar um tema sensível com uma frieza ainda maior que de costume: "É difícil fazer com que um relacionamento romântico permaneça interessante e empolgante por um longo período de tempo", escrevem eles. "Pessoas apaixonadas tendem a se esforçar bastante para proteger e manter um relacionamento amoroso." Pois é. Tendemos mesmo.

Após constatarem a realidade, os autores sugerem que uma bela mentira é não só útil como basicamente indispensável. Isso pode soar como uma revelação para o público geral (exceto para os mais cínicos ou realistas), mas para os psicólogos não é novidade nenhuma. Em 1988, a Dra. Shelley Taylor e o Dr. Jonathon Brown propuseram que a verdade é mais flexível do que parece, pelo menos no que diz respeito à saúde mental. Embora o pensamento predominante sempre tenha valorizado uma visão lúcida do mundo, Taylor e Brown argumentaram que vemos o mundo através de lentes cor-de-rosa – algo que, segundo eles, é não apenas aceitável como também importante para o bem-estar emocional.[3] Eles chamaram essa falsa percepção de "ilusão positiva". Trinta anos depois, esses mesmos autores argumentaram que o benefício da ilusão positiva é favorecer o sucesso das parcerias românticas. Quanto mais um casal alimenta ilusões positivas, mais tempo permanece junto, além de relatar mais satisfação e menos conflitos no relacionamento.

No final do filme *Noivo neurótico, noiva nervosa,* vencedor do Oscar de 1978, Alvy Singer relembra a última vez que viu seu amor do passado, Annie Hall. Ele afirma que estamos dispostos a aceitar uma profunda dose de autoilusão para vivenciar o amor, mesmo quando o que resta é apenas imaginação:

Foi ótimo rever a Annie, não foi? Compreendi que pessoa incrível ela é e... e como foi divertido apenas tê-la conhecido... Eu me lembrei daquela velha piada, sobre o cara que vai ao psiquiatra e diz: "Doutor, meu irmão está maluco. Ele acha que é uma galinha." E o médico pergunta: "Bem, por que você não o traz aqui?" Ao que o cara responde: "Não posso, preciso dos ovos." Bem, acho que é mais ou menos assim que me sinto sobre relacionamentos. São totalmente irracionais, loucos, absurdos e... bem, continuamos tendo relacionamentos porque a maioria de nós precisa dos ovos.[4]

O EFEITO AMOSTRA GRÁTIS

Todo mundo já ouviu a frase "A despedida é tão doce tristeza" da peça *Romeu e Julieta*, de Shakespeare. Faz parte de um verso mais longo dito pela personagem principal: "Boa noite, boa noite! A despedida é tão doce tristeza/ Que direi 'boa noite' até que amanheça." Nenhuma frase sobrevive por meio milênio a menos que nos toque profundamente. Mas por que achamos esses versos tão românticos? Ninguém gosta de despedida, sobretudo de alguém que se ama. Então por que ela seria "doce"?

A resposta está em toda parte: nos estandes de supermercado, nas lingeries nas vitrines e na sedução de um beijo roubado. Às vezes basta uma pequena amostra para nos manter esperando por mais.

Pense bem: por que será que queremos o que não temos? Nossa imaginação precisa de uma semente, do gostinho de algo distante para sugerir que aquilo nos fará felizes. Uma mordida num novo petisco oferecido no supermercado é o bastante para enfiarmos uma caixa de 2 quilos no carrinho! Imaginamos que será maravilhoso ter tudo aquilo (ou, pelo menos, mais daquilo): como ainda temos pouco, podemos idealizar à vontade.

O que seria mais sedutor: uma nudez total ou um vislumbre de pele sob uma camisola da Victoria's Secret? O que deixaria você mais louco de desejo: estar sozinho com a pessoa amada, com total privacidade, ou roubar um beijo apaixonado às escondidas durante a festa de um vizinho? Uma pequena expectativa de algo a mais pode acionar todo o sistema dopaminérgico. Além disso, a expectativa impulsionada pela dopamina costuma ser mais satisfatória do que qualquer consumação aqui e agora. Do amanhã nada sabemos, mas isso não nos impede de ficar obcecados por ele. Julieta já havia sentido o gostinho de como seria sua vida com Romeu. Cada despedida era uma nova oportunidade para uma emoção deliciosa.

O poder da expectativa explica a importância da "separação" para se manter o apego. Casais apaixonados costumam dizer que se tornaram "um só", mas quem já experimentou esse tipo de vínculo sabe que se fundir em outra pessoa não é tão agradável assim. O que queremos de verdade é um meio-termo: a união de duas pessoas que permanecem autônomas. Não queremos substituir duas vidas por um relacionamento, mas criar um relacionamento a partir de duas vidas. A separação esporádica garante certa distância e, portanto, algum mistério, o que favorece a emoção dopaminérgica da luxúria e da atração. Se não houvesse dois indivíduos autônomos, um não teria mais nada a descobrir sobre o outro – e, sem nada a descobrir, não haveria motivos para querer *mais*. Nas palavras de Gregg Levoy, "cabe a nós permanecermos famintos", e podemos fazer isso cultivando um relacionamento que funciona por causa da individualidade, e não apesar dela.[5]

QUE TAL UM PROGRAMA DIFERENTE?

Podemos reacender um pouco da paixão dopaminérgica saindo da rotina e fazendo algo novo. É por isso que casais que caíram na monotonia costumam planejar férias românticas. Em geral, isso evoca praias, palmeiras e coquetéis exóticos num bar à beira-mar enquanto o sol se põe no horizonte. Essa é uma ótima escolha, porque costumamos sonhar acordados com ilhas paradisíacas, e sonhar acordado é uma atividade movida pela dopamina. Mas outra opção igualmente eficaz é planejar atividades que vocês nunca fizeram antes. Pode ser um esporte radical, como rafting, ou um programa intelectual, como visitar um sítio arqueológico. Também pode ser algo mais simples, como acampar, conhecer uma nova cidade, viajar de trem ou navio ou trocar hotéis por Airbnb.

Aliás, você nem precisa viajar ou gastar muito dinheiro para ter novas experiências. Eis algumas ideias:

- Comprem um jogo de tabuleiro e joguem juntos.
- Apresentem-se a novos vizinhos e os convidem para jantar.
- Façam um curso de pintura, poesia, teatro ou canto.
- Separem-se por 30 minutos num shopping e combinem comprar um presente-surpresa um para o outro.
- Saiam para jantar e combinem que um fará o pedido pelo outro, em segredo, de modo que os pratos só sejam revelados quando chegarem à mesa.
- Planejem uma noite de karaoke, especialmente se forem desafinados.
- Visitem algum lugar a cerca de uma hora de distância de onde moram, para que curtam a expectativa na ida e conversem sobre a experiência na volta. Se não houver nada que valha a pena explorar no local, usem a imaginação.
- Visitem um brechó e levem uma lista de itens que desejam encontrar lá. Pontos para quem encontrar mais itens.
- Leiam um livro juntos, revezando-se em voz alta.
- Reservem 15 minutos para escrever uma carta de amor um para o outro e, depois de trocá-las, leiam em voz alta.
- Cozinhem uma refeição juntos.
- Organizem uma festa de última hora para amigos e vizinhos. Vocês só precisam de música e algumas bebidas e salgadinhos.

O objetivo é criar uma situação em que nenhum dos dois possa dizer com certeza como o outro reagirá. Como vocês já se amam, o resultado provavelmente será positivo, mesmo que não seja tão surpreendente assim. A mera imprevisibilidade fará com que ambos sintam o prazer impulsionado pela dopamina. No fim das contas, vocês sentirão que o relacionamento ainda pode surpreendê-los de maneira positiva, o que aumentará as expectativas de novas surpresas deliciosas no futuro.

Mas atenção: vocês realmente precisam fazer algo. Nada disso acontecerá no sofá da sala diante da televisão. Agora é com vocês.

A CÂMERA DE PAM E JIM

Ao direcionar nossa atenção para o futuro, a dopamina pode nos distrair e nos impedir de aproveitar por completo o prazer do presente. E ela faz isso de maneira tão sutil que nem percebemos que estamos perdendo alguma coisa. Se o hoje é tudo que temos, então devemos aproveitá-lo e valorizar cada momento. Quando Pam e Jim se casam na série *The Office*, eles decidem tirar fotos de mentirinha um do outro, fazendo "clique" com as mãos. Seu objetivo inicial era gravar na memória os momentos mais marcantes daquele dia, mas acabaram fazendo mais que isso: mudaram suas prioridades. Eles passaram a parar com mais frequência para aproveitar o prazer do aqui e agora.

Em geral, não conseguimos aproveitar o que está acontecendo porque estamos pensando no que vem em seguida. Jim e Pam pretendiam criar lembranças, mas fizeram algo mais profundo: garantiram que o dia do casamento fosse repleto de nuances, profundidade e prazer, o que, de quebra, o tornou ainda mais memorável.

O aqui e agora merece sua atenção, e "fotografar" os momentos traz você de volta ao presente. Tirar fotos com uma câmera imaginária nos lembra que o que está acontecendo agora é mais importante do que o futuro imaginado, pois esse futuro pode jamais chegar. Por isso é importante dar valor ao momento – e não apenas às lembranças do passado ou aos sonhos para o futuro. Saboreie o agora. Viva e sinta a experiência em tempo real.

Leve sua câmera imaginária aonde for. Faça isso por si mesmo e pela pessoa amada. Cada dia é repleto de momentos que valem a pena ser lembrados – e vividos plenamente.

COMO CURAR UM CORAÇÃO PARTIDO

E quando o amor não dá certo? Há uma série de atitudes que você pode tomar para se sentir melhor, mas comece sabendo que seu sistema dopaminérgico logo vai encorajá-lo a amar de novo. Nesse meio-tempo, busque conforto no seu sistema do A&A. A infelicidade está no presente, mas a cura também. Então vejamos o que você pode fazer agora mesmo para afastar sentimentos ruins e retornar a um estado emocional mais receptivo a um novo amor.

Aceite sua tristeza. O que você está sentindo é normal, porque um coração partido dói mesmo. É natural que seu primeiro instinto seja afastar os sentimentos ruins, mas não faça isso. Quando se permite sentir desconforto e até mesmo dor, você aprende com esses sentimentos, e eles se tornam parte da sua visão de mundo. Daí em diante, você começa a superar as mágoas, assim como o relacionamento em si, e se abre para uma nova conexão.

Reconheça honestamente o que você sentia, e talvez ainda sinta, pela outra pessoa. Talvez você se sinta tentado a dizer que não estava apaixonado de verdade, que a outra pessoa não parecia tão apaixonada assim por você ou que o relacionamento não era importante, e nem mesmo bom. Tudo isso até pode ser verdade, mas muitas vezes serve apenas para aliviar um coração partido. Seja honesto consigo mesmo. É bem mais provável que o relacionamento tivesse um lado ótimo que, agora, você ignora porque é mais fácil abrir mão de algo que não valia a pena. Em vez disso, pense em tudo que ganhou com a experiência e nas lições que aprendeu e vai levar para a vida. Liste todas essas coisas boas e se permita sentir gratidão. Pode ser que o relacionamento tenha custado caro, mas tudo que você investiu – em termos de sentimento ou tempo, por exemplo – é um custo irrecuperável. Já era. Então é melhor aproveitar o que ganhou com essa relação do que enterrar as coisas boas junto com as ruins.

Faça atividades físicas. Quando você faz exercícios, lava o carro ou caminha pela vizinhança, seu corpo libera endorfina, um neurotransmissor que aumenta o bem-estar. Talvez se mexer seja a última coisa que você queira fazer agora, mas mexa-se. Uma vez em movimento, é quase certo que você se sentirá melhor em questão de minutos. É um esforço que vale a pena, e vai ficando mais fácil depois que você superar o desânimo pela primeira vez. Inclua algumas atividades físicas no seu planejamento diário. Isso, além de melhorar seu humor, trará benefícios para a sua saúde a longo prazo.

Faça algo pelos outros. A mágoa nos deixa autocentrados, mas a cura para a tristeza não está somente dentro de nós. Olhe para o mundo lá fora. Veja se tem algum amigo precisando de ajuda e vá ajudá-lo. Não espere que ele aceite sua oferta; se você sabe do que ele precisa, tome a iniciativa. Quanto mais você se dedicar ativamente aos outros, mais confiança terá para superar a própria dor.

Seja seu fã número 1. Quando estiver se perguntando, sarcasticamente, o que a outra pessoa viu em você, responda com sinceridade. Anote suas maiores qualidades – coisas que você valoriza em si e que podem encantar um novo amor, assim como encantaram outras pessoas no passado. Talvez você seja um bom ouvinte, ou cozinhe muito bem, ou seja ótimo em dar presentes, ou cultive uma boa relação em família. Considere também qualidades mais sutis, como saber quando a outra pessoa precisa de "espaço" ou saber se adaptar bem à rotina e aos hábitos dela. Você merece crédito, e só cabe a você reconhecer esse valor – reconhecer o que fez certo. Aceite os elogios.

Capítulo 10

PRODUTIVIDADE E PROSPERIDADE

COMO A AMBIÇÃO SE TORNA REALIDADE

Ambição sem produtividade é apenas um sonho; é a produtividade que a torna real.

Saímos em vantagem quando encontramos modos eficientes e originais de fazer as coisas, e isso envolve dominar e canalizar bem a dopamina – um esforço que vale a pena. Uma pequena melhoria num processo pode gerar grandes benefícios para o mundo, e quem a descobre costuma obter mais dinheiro, prestígio, poder e, quem sabe, um lugar na história.

Em 1855, o ensaísta Ralph Waldo Emerson confidenciou em seu diário: "Se um homem [...] puder fazer cadeiras, facas, jarros ou órgãos de igreja melhor do que qualquer outra pessoa, haverá uma estrada larga e plana até a casa dele, mesmo que seja na floresta." Uma geração depois, logo após sua morte, a ideia foi imortalizada na seguinte frase creditada a ele: "Se um homem puder [...] fazer uma ratoeira melhor do que seus vizinhos, [...] o mundo abrirá um caminho concorrido até sua porta." A dopamina nos ajuda a reconhecer essas oportunidades, nos motiva a agir e nos permite executar nossas ideias. Ela nos dá astúcia e inteligência para criar algo do zero ou aprimorar o que já temos. A dopamina, portanto, impulsiona não só o progresso tecnológico como também nossa capacidade pessoal de prosperar. É o principal motor de produtividade e desenvolvimento tanto para os indivíduos quanto para o mundo.

DOIS TIPOS DE PENSAMENTO...

A inovação é um processo complexo. O primeiro passo é ter um *pensamento divergente*, ou seja, coletar inúmeras ideias potencialmente úteis (mesmo que, no fim, não sejam). Como o objetivo é reunir o máximo possível de informações na esperança de descobrir algo interessante, o melhor é abrir a porteira e deixar entrar quase tudo. A menos que uma nova ideia seja totalmente disparatada, o ideal é cogitá-la. Acontece que nosso cérebro costuma descartar muitas ideias automaticamente – afinal, se prestássemos atenção em tudo, não conseguiríamos nem começar o dia.

Da próxima vez que estiver caminhando numa calçada movimentada, pare e observe o que você normalmente não nota. Você não costuma notar o asfalto, o rosto dos pedestres, o formato das nuvens no céu, os sons do trânsito ou a sensação da roupa na sua pele. Seu cérebro registra todas essas coisas, mas não se concentra nelas porque você não precisa dessas informações. Seu foco é chegar ao destino. Pensar na sensação do casaco sobre seus ombros vai distraí-lo e talvez até atrasá-lo, e isso não interessa à sua mente, focada não apenas em concluir a tarefa de chegar ao destino como também em fazer isso com eficiência.

Relevância é o termo que usamos para descrever a importância de algo em determinada situação, e nosso cérebro atribui níveis de relevância sem que a gente perceba. Quando caminhamos na calçada, o trânsito em volta tem pouca relevância para nós, mas, quando precisamos atravessar a rua, o tráfego intenso passa a ser a informação que mais importa na nossa vida.

O pensamento divergente é um processo dopaminérgico. Como já vimos, a dopamina reage a novidades – principalmente a boas novidades – e está sempre em busca de novos recursos. Tudo isso faz parte do circuito do desejo. Para fortalecer seu pensamento divergente, você precisa conferir mais relevância a estímulos que, de outra forma, seriam ignorados. Precisa prestar atenção a coisas que costumam passar despercebidas, já que seu objetivo é coletar o máximo possível de informações potencialmente úteis.

Nessa primeira etapa, reunimos os dados sem fazer muitas considerações a respeito deles, mas, num segundo momento, efetuamos cálculos intelectuais e emocionais. Testamos novas aplicações e combinações. Selecionamos as ideias mais promissoras e pensamos em maneiras de usá-las para atingir um objetivo. É o que chamamos de *pensamento convergente*. Nessa fase, exploramos alternativas e escolhemos a melhor. O pensamento convergente envolve o circuito dopaminérgico de controle, que ativa o córtex pré-frontal – que nos permite tomar decisões, resolver problemas, planejar, organizar e executar a maioria das outras habilidades cognitivas. O córtex pré-frontal é uma estrutura lógica, controlada e sistemática.

Se eu quiser inventar uma receita especial de bolo, minha ação divergente será listar os possíveis ingredientes dessa receita. Além de itens básicos como farinha, ovos e leite, anoto outras coisas que podem ou não ser usadas em bolos, como amendoim, noz-pecã, castanha-de-caju, frutas cristalizadas e canela. Também listo ingredientes inusitados, como pasta de amendoim, rabanetes picados, sorvete derretido, pimenta-do-reino, molho de tomate, cerveja e purê de batatas. Caso me sinta particularmente criativo, também cogito modos alternativos de preparar bolos: em vez de assá-lo num forno, posso usar uma grelha, um defumador ou até algum método que não exija calor. Nessa fase, ponho no papel tudo que consegui captar com minha mente, mesmo que a princípio ela tenha estranhado a ideia. Na fase seguinte, analiso as opções, seleciono algumas combinações possíveis e descarto outras. Testo, experimento e testo de novo, num exercício mental que, no fim das contas, dará origem à minha receita de bolo.

A natureza também usa esse processo de duas etapas. Os organismos passam por todo tipo de variação genética, mas apenas as variações que favorecem a sobrevivência são transmitidas às gerações futuras, num processo chamado de *seleção natural*, cujo resultado é a propagação saudável da espécie. A variação genética aleatória está para o pensamento divergente assim como a transmissão de características biológicas úteis ("sobrevivência do mais apto") está para o pensamento convergente.

Esses dois tipos de pensamento são complementares. Como disse o poeta Criss Jami: "Crie com o coração; construa com a mente." O poder das duas mentalidades está na combinação: coletar com a mente aberta e examinar com foco total. Vejamos o que ocorre com algumas pessoas que têm TDAH, um transtorno associado à impulsividade causada pela hiperatividade do circuito dopaminérgico do desejo. O aumento de ação da dopamina do desejo reduz a ação da dopamina de controle, o que diminui o foco e a atenção. É por isso que pessoas com TDAH costumam ter habilidades conflitantes. Algumas, por exemplo, parecem levar jeito para fundar novas empresas, mas ficam em desvantagem na hora de gerenciá-las. Em geral, pessoas com TDAH se saem muito melhor com o pensamento divergente, que exige flexibilidade, do que com o pensamento convergente, mais estruturado. Ou seja, tendem a ser melhores para gerar ideias do que para colocá-las em prática.

Ao contrário de muitos outros tipos de processamento psicológico, não é crucial equilibrar essas duas partes, mas quanto mais talentoso você for em cada uma delas, melhor. Podemos alcançar as realizações mais incríveis se usarmos o que a escritora Dorothy Parker chamou de "uma mente selvagem e um olhar disciplinado".

... E COMO USÁ-LOS COM MAIS EFICIÊNCIA

Para ser mais produtivo, tanto pessoal quanto profissionalmente, aprimore sua capacidade de encontrar soluções originais para grandes desafios. Para desenvolver seu **pensamento divergente** – que envolve a coleta de novas ideias –, experimente as seguintes técnicas:

Brainstorming. Essa é uma ferramenta antiga, mas muito poderosa. Escolha o tópico, problema ou desafio e anote tudo que lhe vier à mente sobre o assunto. Não rejeite nada. O objetivo é obter acesso a ideias que você normalmente não teria. Nas minhas aulas de redação, gosto de incentivar o uso original da linguagem. Peço, por exemplo, que os alunos criem metáforas inéditas para o amor. Para despertar a criatividade deles, começo pedindo que descrevam coisas que não costumam ser associadas ao amor – como um quadro-negro, por exemplo. O exercício, então, passa a ser descrever esse objeto:

Um quadro-negro é fácil de apagar.
Pode ter várias cores.
É possível escrever o que se quiser nele.
Serve para compartilhar ideias.
Várias pessoas podem vê-lo ao mesmo tempo.
Atrai a atenção da turma.
Depois de muito tempo, pode ficar desgastado.

Agora fica mais fácil pensar numa metáfora. *O amor é como um quadro--negro: o que você escreve nele pode ser fácil de apagar, fácil de esquecer – mas nem sempre. Às vezes as marcas são tão profundas que nunca desaparecem por completo, por mais que você tente apagá-las.*

O exercício pode ir além. Digo aos meus alunos que não nos limitaremos a 10 ou 20 descrições. Levaremos o tempo necessário para pensar em mais de 100. Em geral, depois das primeiras 100 sugestões, o poço de ideias dos alunos se esgota. É aí que as descrições começam a se afastar do óbvio. Em vez de falarem sobre a aparência ou a utilidade do quadro-negro, eles começam a falar sobre características mais sutis, como a textura da lousa ou o cheiro de giz que fica na superfície. É nesse ponto que os alunos apresentam suas ideias mais originais.*

Isso acontece por vários motivos. O chamado *efeito incubação*, fruto do nosso poderoso inconsciente, se manifesta muitas vezes como um insight repentino perto do final do processo. Enquanto sua mente consciente debate o problema, seu inconsciente trabalha com um conjunto maior de dados e possibilidades mais diversas. É como acordar com uma ideia brilhante depois de processá-la durante o sono.** Além disso, trabalhar por tempo demais desgasta a imaginação consciente e dá lugar à *fadiga cognitiva*, que diminui nossa capacidade de suprimir associações incomuns. Nesse caso, o fato de não conseguirmos bloquear ideias "bobas" ou "erradas" é exatamente aquilo de que precisamos. Por fim, o poder da dinâmica de grupo também está em jogo. A combinação de afinidade e competitividade que existe num grupo pode nos impulsionar a buscar ideias que, de outra forma, não encontraríamos. Também pode nos encorajar a compartilhar ideias estranhas.

O brainstorming ativa a dopamina de pelo menos duas maneiras. Quando temos uma ideia nova, isso pode desencadear uma pequena liberação de dopamina, que, por sua vez, gera um ciclo de feedback que promove a

---

* Há uma história que circula há muito tempo no jornalismo de Washington, DC. Um site já extinto, conhecido por suas manchetes sensacionalistas, criava essas chamadas a partir de um brainstorming calculado. Segundo dizem, a equipe se reunia numa sala e escrevia pelo menos 200 manchetes para cada matéria. A que publicavam era sempre uma das 10 últimas – pois era quando surgiam as ideias realmente originais.

** Falarei mais sobre a conexão entre sonhos e criatividade no Capítulo 16.

criação de mais ideias. Além disso, o brainstorming se concentra no novo e no original, e encontrar novidades ativa a dopamina.

Raciocínio inverso. Pense no oposto da solução que você deseja encontrar. Em vez de se questionar sobre como resolver um problema, pergunte como ele pode ter sido *causado*, ou mesmo tente piorá-lo. Em seguida, procure "solucionar" esse problema inverso. Resultado: você conseguirá ver aspectos do problema original que antes haviam passado despercebidos. Por exemplo, para descobrir como facilitar a devolução de produtos por parte dos clientes, tente pensar em maneiras de dificultar a devolução. Adote a perspectiva do cliente, mas de outro jeito. Assim, você perceberá melhor os problemas que ele enfrenta – mesmo problemas menores, porque, afinal, você está tentando piorá-los. Isso pode revelar novos pontos de vista e novas facetas do problema original.

Você pode dificultar a devolução de um produto acrescentando um formulário longo no início do processo ou limitando os dias e horários em que se aceitam devoluções. Você pode impor exigências severas ao cliente, como manter a embalagem original em perfeitas condições, ou cobrar uma taxa de reposição de estoque. É claro que a ideia não é pôr essas medidas em prática, e sim notar pontos problemáticos que talvez não tivéssemos enxergado de outra forma – nesse caso, papelada inútil, horários inflexíveis, regras de postagem irrealistas e taxas absurdas. Com isso você passa a ter uma lista inicial de possíveis melhorias. Esse método tem uma vantagem em relação ao brainstorming tradicional, pois nos faz conectar ideias aproveitando nosso interesse natural por histórias e narrativas.

Para desenvolver seu **pensamento convergente** – que envolve direcionar as ideias para uma solução –, experimente as seguintes técnicas:

Elabore uma lista de prós e contras. Um dos desafios do pensamento convergente é comparar a qualidade das soluções. Para cada proposta, monte duas colunas: uma para as vantagens e outra para as desvantagens. É um exercício fácil de fazer e pode ser um importante passo rumo à melhor escolha. Além de fornecer dados para embasar sua decisão, essa lista permite que você quantifique benefícios e desvantagens e priorize o que mais importa. Você pode, inclusive, separar as características objetivas ("É vermelho") das subjetivas ("É bonito"). Comparar prós e contras pode revelar rapidamente quais são as soluções mais problemáticas e quais são as mais promissoras.

Crie uma Matriz de Eisenhower. Quando o foco não for apenas encontrar uma boa solução, mas também tornar um processo ou cronograma mais eficiente, use essa famosa ferramenta de gerenciamento.

Crie uma matriz com quatro quadrantes:

1. Urgente e importante (Faça agora)
2. Importante, mas não urgente (Agende)
3. Urgente, mas não importante (Delegue ou agende para breve)
4. Nem urgente nem importante (Elimine)

A ideia aqui é que cada tarefa seja classificada quanto à urgência e à importância. Nesse caso, existem apenas quatro combinações para descrever uma tarefa, o que significa que podemos atribuí-la a uma das quatro categorias. Às vezes essa classificação é óbvia: se você quebrou uma perna, esse é um problema urgente e importante, que deve ser resolvido imediatamente. Se tem um relatório de trabalho para entregar na semana que vem, isso é importante, mas não urgente, e você deve se programar para concluí-lo dentro do prazo. Na prática, essa é uma ótima maneira de esquematizar seu fluxo de trabalho, gerenciar vários projetos ao mesmo tempo ou montar um cronograma diário para um projeto que levará várias semanas ou meses para ser concluído.

O problema surge quando o status de urgência ou importância de uma tarefa não é tão claro assim. Digamos que você precise planejar com seu cônjuge uma viagem para o próximo fim de semana, e já é quarta-feira. É algo urgente e importante, mas não tão urgente que não possa esperar até quinta. Ou talvez você esteja infeliz no seu emprego e queira encontrar um novo trabalho, ou até mesmo mudar de carreira. Isso é tremendamente importante e, em certo sentido, urgente, mas o mundo não vai acabar se você adiar essa decisão – até porque já adiou por dois meses e o mundo não entrou em colapso.

O segredo da Matriz de Eisenhower está na definição das palavras "urgente" e "importante". Imagine que você defina "urgente" como *algo que trará grandes consequências físicas, financeiras ou emocionais se nenhuma atitude for tomada em poucas horas.* Isso reservaria a categoria 1 da matriz ("urgente e importante") apenas para emergências de curto prazo. A menos que você dirija uma ambulância, isso pode ser muito limitante, pois a maioria das coisas que precisa fazer serão forçadas a entrar na categoria 2: serão importantes, mas não urgentes, pelo menos não segundo essa definição, porque poderão ser concluídas em alguns dias ou semanas. Uma solução talvez seja alterar a definição de "urgente" para *algo que requer atenção nos próximos cinco dias* – ou qualquer prazo que funcione melhor para você. A questão é que, ao vincular a demanda a uma data específica, acabamos priorizando, e fazendo, o que precisa ser feito.

Quanto às categorias 3 e 4, elas são um pouco mais fáceis de usar e definir. Se uma tarefa é urgente, mas não importante, podemos delegá-la a outra pessoa ou agendá-la para breve, dentro do prazo que consideramos adequado para "urgências". Quanto ao quarto quadrante, não há muito o que dizer: esqueça as coisas que não são urgentes nem importantes. É aqui, em grande parte, que você terá paz.

Há alguns anos, eu estava dando um seminário de redação quando uma das alunas me abordou após a aula. Ela havia gostado do material e quis retribuir me dando dicas para administrar meu negócio.

– Quão extensa é sua lista de tarefas? – me perguntou ela.

– Tem 13 páginas – respondi.

– E há quanto tempo você tem essa lista?

– Há cerca de dois anos.

Ela então recomendou que eu organizasse a lista de acordo com a Matriz de Eisenhower e chutou que provavelmente metade das tarefas acabaria na categoria 4. Estava certa: eliminei muitas dessas pendências. Hoje já nem lembro quais eram e me sinto bem melhor assim. Ela também me encorajou a programar meu trabalho num calendário. Agora, além de conseguir fazer tudo em tempo hábil, eu sinto a satisfação dopaminérgica de atingir várias pequenas metas todos os dias.

Ao aplicar estratégias para desenvolver os pensamentos convergente e divergente, colocamos a originalidade a serviço da produtividade – e nem precisamos nos sentir particularmente inspirados para isso.

A ARTE NOS NÚMEROS E OS NÚMEROS NA ARTE

O mundo está repleto de pessoas bem-sucedidas e produtivas que são boas tanto em matemática quanto em arte. Michelangelo foi escultor, pintor, poeta e cientista. Filho de um pintor, o engenheiro do século XIX James Nasmyth construiu máquinas pesadas, mas também desenhou paisagens lunares incrivelmente detalhadas. Steve Jobs foi um dos criadores do computador pessoal – a primeira máquina comercial que também era esteticamente agradável, até mesmo empolgante. Ex-secretária de Estado dos Estados Unidos, Condoleezza Rice é, além de diplomata, uma talentosa pianista. O comediante Rowan Atkinson, criador do personagem Mr. Bean, é formado em engenharia elétrica. O ator Ken Jeong, também famoso por suas comédias, é médico. Nagarjuna, prolífico ator indiano e produtor de cinema, formou-se em engenharia automotiva.

Algumas pessoas se orgulham de não ser boas em matemática. "Sou artista", dizem. "Não sou bom com números nem quero ser." E há quem, por outro lado, menospreze a arte. "Tive que me esforçar muito para aprender minha profissão", dizem, "mas qualquer um consegue pintar/cantar/atuar". De um lado ou de outro, todos saem perdendo. Se o que produzem é mais objetivo ou mais subjetivo, isso não faz diferença. No fundo, artistas e cientistas têm as mesmas habilidades dopaminérgicas: manipulam abstrações, coletam ideias, usam essas ideias para atingir um objetivo e projetam mentalmente o que ainda não existe.

Nunca foi tão importante ter talentos artísticos e matemáticos ao mesmo tempo. Trata-se de um diferencial não apenas desejável, mas também exigido em muitas atividades modernas. A Universidade Carnegie Mellon reconheceu isso quando, em 2022, lançou um novo programa de graduação em Estudos de Engenharia e Artes. O apresentador do projeto foi o professor Thomas Sullivan, afiliado tanto à Escola de Engenharia quanto à Escola de Música da universidade. Entre seus trabalhos estão um processamento de som para guitarras que captura cordas individuais (conhecido como "processamento hexafônico") e o uso de tecnologias para a inclusão de som e luz em instalações artísticas.[1]

Se você é um artista que acha que não nasceu para os números, se dê outra chance. Comece com o básico da aritmética. Escolha um livro para leigos. Se já tem um bom domínio de aritmética, livros introdutórios sobre álgebra, cálculo ou estatística serão muito mais fáceis de dominar do que você imagina – aprender por motivos práticos, em vez de acadêmicos, tende a tornar as coisas mais fáceis. Considere usar também aplicativos como o Duolingo – que agora inclui lições de matemática – para tornar o aprendizado mais divertido. Você descobrirá que a aprendizagem passo a passo alavanca seu sistema de recompensa dopaminérgico de modo a mantê-lo interessado. Também sentirá algo familiar: os circuitos usados numa área de conhecimento agora vão disparar em direção a outra.

Se você é do tipo pragmático, mas também se sente atraído pela arte, comece com seu ponto forte: o pensamento lógico. Aborde o "mistério" da mesma forma que abordaria qualquer outro problema, listando suas qualidades (pensamento divergente) e encontrando maneiras de compreendê-lo (pensamento convergente). Imagine-se diante de uma pintura. Não faça perguntas muito subjetivas, como se o quadro é bonito ou o que o artista estava tentando expressar. Faça perguntas que despertem sua habilidade para análises objetivas. Por exemplo, observe o tamanho da tela. Pergunte como isso afeta o nível dos detalhes. Quanto o artista explorou as possibilidades daquele formato? Quais são os elementos da imagem? Existe alguma figura de destaque e, se sim, onde ela está? Quais cores foram usadas? Quanto se assemelham às cores da vida real? Qual é o efeito da luminosidade? Qual é a textura do quadro e como isso afeta o que você vê?

Há muitas razões para aprender a apreciar arte, mas uma das principais é que com isso você passa a apreciar melhor todo o resto. A arte pode fazer com que você reveja seus conceitos e enxergue o mundo com outros olhos. Por outro lado, dedicar-se à matemática e à lógica permite descobrir ordem em coisas aparentemente caóticas. Isso, por sua vez, pode revelar um certo "método na loucura", aprimorando as habilidades que você já possui. De todo modo, dominar outra área de conhecimento aumenta sua produtividade em tudo e favorece uma vida mais rica e gratificante.

O LADO BOM DE SER MULTITAREFA

Só conseguimos fazer uma coisa de cada vez. O que chamamos de multitarefa nada mais é que, simplesmente, interromper uma atividade e passar para outra. Ao pensar por esse ângulo, você entende por que ser multitarefa não garante que as coisas sejam feitas mais rápido. Na verdade, você se atrasa, pois quanto mais transições faz, mais tempo perde. Cerca de 40% do tempo que você passa sendo multitarefa não são gastos com o trabalho, mas com a ação de alternar entre tarefas e se reorientar mentalmente.[2] Todo esse vaivém cerebral provoca erros, retarda a execução, prejudica o aprendizado e nos torna mais suscetíveis a distrações.

Mas essa não é a história completa. Embora não aumente nossa produtividade, o hábito de fazer várias coisas ao mesmo tempo pode nos tornar mais originais.

A *fixação cognitiva* nos atrai para o conhecido. Ela ocorre quando restringimos nosso pensamento a métodos e ideias familiares – quando a dopamina de controle está firmemente no comando, usando as ferramentas lineares do pensamento racional para resolver um problema e nos levando a considerar apenas as coisas como são, não como poderiam ser. O pesquisador de inteligência artificial Tony McCaffrey cita um exemplo trágico: as pessoas que estavam a bordo do *Titanic* ignoraram a possibilidade de que o iceberg pudesse ter servido de bote salva-vidas.[3] Jornais da época estimaram que o iceberg tinha de 15 a 30 metros de altura e de 60 a 120 metros de comprimento. O *Titanic* conseguiu se manter à tona por algum tempo, provavelmente ao lado do iceberg. Muitas pessoas poderiam ter subido nele, sugere McCaffrey, para se manter fora da água durante as quatro horas que precederam a chegada de ajuda. Mas os passageiros se fixaram no fato de que icebergs afundam navios e, por isso, ignoraram a possibilidade de usar aquele enorme gelo flutuante como um "barco" temporário. Não avaliaram seu tamanho e formato nem se deram conta de que ele não afundaria.*

Agora que sabemos o que é fixação cognitiva, podemos voltar ao tópico da multitarefa. Alternar tarefas reduz, sim, o tempo que passamos traba-

* Antes que você proteste, eu reconheço que nem todo mundo acha que a estratégia iria funcionar.

lhando de fato, mas tem um benefício: quando nos afastamos de pensamentos corriqueiros, nos abrimos para novas abordagens. Num estudo, pesquisadores orientaram um grupo de participantes a alternar tarefas quando solicitados; outro grupo foi autorizado a alternar tarefas por conta própria. No primeiro grupo, cerca de metade das pessoas resolveu com sucesso problemas que exigiam originalidade, contra apenas 12% do segundo grupo.[4] Ao que parece, interromper o pensamento comum - não apenas quando escolhemos alternar tarefas, mas também quando somos obrigados a isso - nos leva a pensar em soluções não convencionais. Insistir no mesmo tipo de raciocínio - e trocar de tarefa como último recurso - não tem um efeito tão poderoso.

Quando estiver tentando resolver um problema, tente se libertar da fixação cognitiva. Obrigue-se a iniciar outras tarefas a intervalos regulares (ou, melhor ainda, a intervalos aleatórios) ou peça que alguém o obrigue. O que for perdido em eficiência poderá ser compensado em originalidade.

Capítulo 11

DOMINANDO AS REDES SOCIAIS

BEM ALI NA PRÓXIMA TELA

É impossível imaginar um exemplo mais puro – uma *destilação* mais pura – do apelo viciante da dopamina do que as redes sociais.

Você está focado na tela do seu celular, navegando por um fluxo literalmente infinito de fotos e textos propositalmente editados, elaborados para seduzi-lo ao máximo. Melhor ainda: o conteúdo que você está lendo (ou, sejamos honestos, olhando por alto) é selecionado por um algoritmo ajustado e reajustado em tempo real para destacar temas que chamaram sua atenção recentemente. *Ah, e tem mais!* A qualquer momento, você pode ter o prazer de compartilhar sua opinião *com o mundo inteiro*. Você nem precisa traduzir sua reação em palavras. Basta clicar em "Curtir" ou postar um emoji! E você quase nem precisa formar uma opinião. Basta olhar o conteúdo por alguns segundos, levantar o polegar e clicar na tela. *Voilà!*

O que o mantém rolando a tela, olhando e lendo tudo que surge é a promessa sempre presente, sempre atualizada, de que a próxima postagem – aquela ainda desconhecida, que você só verá se *continuar rolando a tela* – será ainda mais interessante e prazerosa do que a anterior. Aquela publicação *logo ali na tela seguinte* pode ser simplesmente fascinante! Pode ser aquilo que você estava buscando *há muito tempo e agora está bem aqui na sua frente e, meu Deus, como é legal!*

Claro que não é assim que funciona. Nunca será. O objetivo não é fornecer o que você está buscando, e sim prender você nessa busca... até que já sejam três da madrugada e você se pegue completamente acordado, pensando no que ganhou com essa experiência, nas duas horas que acabou de passar à toa no Instagram. Você então percebe que desperdiça seu tempo com isso todos os dias e, se somasse todas as horas que gasta com redes sociais... Bem, melhor nem somar, porque seria deprimente. Então você desliga o celular e tenta voltar a dormir, mas não consegue. Aí pega o aparelho de novo para ver algum desconhecido furioso tuitando para um público sedento por polêmica.

Hoje não há nada que monopolize mais nosso processo dopaminérgico do que as redes sociais. Elas nos oferecem um combo imbatível: uma sensação que mistura o barato das drogas com a satisfação de mandar bem na esteira ergométrica. Nesse processo, a dopamina é cooptada pelos anúncios publicitários na sua visão periférica. A função da dopamina é garantir que você esteja tão encantado pela possibilidade de encontrar algo melhor no fim do arco-íris (ou na próxima tela) que continue buscando, de modo que as plataformas possam cobrar mais dos anunciantes por visualizações e cliques. Este é o primeiro e único princípio do marketing nas redes sociais: se você está consumindo algo de graça, você não é o cliente – você é o produto.

Muitos de nós temos a impressão de que as redes sociais podem ser nocivas, mas foi somente nos últimos anos que começamos a investigar melhor o assunto. Numa pesquisa de 2020 promovida pela Queen's University, no Canadá,[1] pesquisadores analisaram três elementos do uso das redes sociais: tempo gasto, intensidade de engajamento e "uso problemático" (por exemplo, uso compulsivo e impacto negativo no trabalho ou na escola). Eles encontraram uma correlação entre uso problemático e depressão, algo similar à correlação entre depressão e vício em drogas. Considerando o papel fundamental da dopamina nos circuitos de prazer e recompensa, isso sugere que a dopamina pode atuar de forma semelhante tanto nos estímulos das redes sociais quanto na dependência química.

O senador americano John Fetterman afirmou em inúmeras entrevistas que as redes sociais pioraram sua depressão, descrevendo-as como "aceleradoras" do processo num programa da NBC em dezembro de 2023. Fetterman havia sido hospitalizado com depressão alguns meses antes, após ter passado anos sendo muito ativo nas redes sociais, onde costumava fazer provocações e ser alvo de insultos. Ele disse à NBC que seu maior medo era que aquela negatividade o perseguisse pelo resto da vida. "Veja o que isso fez comigo... e com minha família", declarou. Todo mundo conhece a sensação de ter sido ofendido ou de passar do ponto nas redes sociais. Esses sentimentos ruins podem ser duradouros e ter consequências na vida real, fora da tela.

Neste capítulo, vou abordar maneiras de resistir ao apelo das redes sociais para que você possa se afastar mais facilmente do prazer sombrio do Instagram, do Facebook, do X, das seções de comentários e de tudo mais. Você aprenderá a fazer boas escolhas no intervalo entre a explosão da dopamina do desejo e a reação da dopamina de controle. Esse intervalo é o momento da reflexão, e você tem poder sobre ele. Pare de trabalhar de graça para que influenciadores e anunciantes lucrem com seus dados pessoais, suas horas perdidas e seu desespero.

RECUSE O CONVITE

Comece fazendo algo que não exige força de vontade: use a tecnologia para eliminar aquilo que mais o atrai para o uso compulsivo e inútil das plataformas digitais.

A opção mais drástica é a mais eficaz de todas: troque seu smartphone por um celular sem acesso à internet. Esses telefones ainda são vendidos, às vezes como "celulares retrô", às vezes como opções para crianças e idosos que não querem nem precisam de navegadores e aplicativos.

Só que a maioria de nós precisa de um smartphone conectado, então outro caminho é alterar as configurações do aparelho. Por padrão, aplicativos como Facebook e Instagram emitem notificações, um sinal claro para seu sistema dopaminérgico: é difícil ignorá-las por muito tempo, porque você *vai* sentir vontade de checar o que está acontecendo na plataforma. Se estiver longe do telefone (duvido que por muito tempo), assim que pegá-lo de novo verá o número de mensagens não lidas no ícone do aplicativo. Desative tudo isso. Vá nas configurações do aparelho e desative todas as notificações de redes sociais. Depois que fizer isso, você acessará o aplicativo porque quer, não porque reagiu a um alerta que ele enviou.

BLOQUEIE A SI MESMO

O comediante John Mulaney costuma contar uma história engraçada sobre um assunto sério: seu vício em cocaína. Numa de suas tentativas de vencer a compulsão, ele decidiu bloquear seu acesso ao próprio dinheiro. Ligou para seu contador e lhe deu a seguinte instrução: ignorar todos os seus e-mails pedindo dinheiro, a menos que seu médico estivesse copiado na mensagem. Mulaney se arrependeu imediatamente de ter feito isso, mas a estratégia funcionou: ele até poderia ligar para o contador e dizer que tinha mudado de ideia, mas isso seria constrangedor demais.

Quando se trata de acesso às redes sociais, você pode fazer algo parecido com seu celular e navegador. Aplicativos integrados, como o Tempo de Uso, no iPhone, podem ser usados para limitar os horários do dia e o tempo total que se poderá gastar em redes sociais. Sim, é possível desativar esse bloqueio, mas você pode dificultar o processo. Peça a alguém de confiança que altere a senha-mestra do seu telefone e, em seguida, dê uma de Mulaney: peça que essa pessoa proíba você de alterar as configurações. Há também aplicativos que bloqueiam seu acesso a outros aplicativos em determinados horários e impedem que você reverta essas preferências. Dependendo do aplicativo, você só pode burlar o sistema mudando para outro navegador (fácil), pedindo ajuda de outra pessoa (meio constrangedor), reinstalando o aplicativo ou todo o sistema operacional (arriscado e demorado) ou excluindo a conta da rede social e criando uma nova (impensável para muita gente).

RECUSE O FATOR "SOB MEDIDA"

Diminua a atração dopaminérgica de seus feeds nas redes sociais.

Ninguém tem mais influência para isso do que você, porque é você quem escolhe os amigos, celebridades, influenciadores, páginas e empresas que deseja seguir. Só que as plataformas também filtram os conteúdos que exibirão com base no que você escolhe ler ou assistir, e fazem isso por meio de algoritmos. Essa palavra quase demonizada descreve nada mais que um complexo sistema de banco de dados* que, na prática, combina temas de sua preferência com temas que poderão agradá-lo. O algoritmo só parece uma força misteriosa porque não sabemos exatamente como ele descobre nossas preferências, então precisamos cortar ao máximo as informações que compartilhamos com ele.

Na tela de configurações do seu celular, geralmente na categoria Privacidade ou Segurança, gerencie as permissões concedidas a cada aplicativo, inclusive aquelas voltadas para personalização de anúncios. O passo a passo costuma mudar com frequência, então vale a pena pesquisar na internet maneiras de limitar o compartilhamento de informações com suas redes sociais. Quanto menos você permitir que o sistema colete dados sobre você e seus hábitos, menos ele conseguirá adaptar o conteúdo ao seu gosto, o que tornará um pouco mais fácil se desvencilhar dele.

PROVOQUE ALGUMAS MUDANÇAS CLIMÁTICAS

Todos sabemos que passamos muito tempo nas redes sociais, mas por quê? Com certeza não é só para obter informações, entretenimento ou conexões – afinal, podemos conseguir tudo isso em outros lugares. A verdadeira culpada é a dopamina. As redes sociais são projetadas para nos estimular com um fluxo constante de surpresas e novidades. Cada curtida, comentário ou nova postagem é uma espécie de "vitória", transformando as redes sociais numa máquina caça-níqueis para a qual a gente sempre volta.

Imagine o seguinte: você rola o feed esperando ver as atualizações habituais de amigos e familiares, mas, de repente, bum!, depara com um meme hilário, uma notícia chocante ou uma fofoca bombástica. Essa dádiva inesperada atinge seu cérebro com uma irrupção de dopamina, o que leva você a ansiar por mais.

É claro que não há nada intrinsecamente errado com a diversão. Redes sociais podem ser um modo divertido de relaxar e se conectar com outras

* Quando estiver lendo isto, os algoritmos já estarão usando inteligência artificial para prever conteúdos que você provavelmente gostaria de ver.

pessoas. Mas, quando começam a dominar nossa vida e nos distrair de coisas mais importantes, está na hora de assumir o controle.

Um jeito de fazer isso é identificar e eliminar as fontes de estímulos vazios. Sabe aquelas páginas que se alimentam de indignação, negatividade ou sensacionalismo para chamar nossa atenção? Pare de segui-las. Procure padrões nos conteúdos que deixam você com uma sensação de vazio ou frustração.

Por exemplo, reconheça que chamadas sensacionalistas são mentirosas. Quando encontrar uma, diga isso a si mesmo, inclusive em voz alta: *É mentira. É um truque para caçar cliques. Não é notícia de verdade.* Assim como você não reage sempre que ouve alguém gritando "Ei!" na rua, mude sua maneira de reagir a clickbaits até fazer disso um hábito. Ponha na cabeça o seguinte: não há nada no Instagram que você precise saber agora mesmo, nenhuma ameaça ou recompensa significativa que dependa de um clique, nenhuma notícia importante que só será veiculada nas redes sociais.

Ao eliminar os maiores poluidores do seu feed, você muda o clima em que está inserido e melhora sua vida. Para reconhecer melhor um clickbait, veja alguns exemplos:

- "Este segredo pode mudar sua vida hoje..."
- "Descubra de uma vez por todas..."
- "Você vai ficar chocado..."
- "Veja o que aconteceu..."
- "Ouça o que tal celebridade disse..."
- "Você não vai acreditar no que está prestes a acontecer com sua conta de aposentadoria/investimento/poupança..."
- "5 (ou 7, ou 10) coisas que você pode fazer agora mesmo..."
- "Tal celebridade revela seu maior segredo..."
- "Entenda o que você está fazendo errado..."

Mais uma coisa: livre-se de todos os sites de notícias e opiniões do seu feed. Sério.

Seu primeiro instinto será se livrar apenas das páginas "polarizadoras", mas isso não basta. Mesmo quando o objetivo de uma página de notícias é realmente informá-lo, isso sempre vai competir com a necessidade de chamar sua atenção – de ganhar cliques e gerar receita com anúncios. E isso inevitavelmente é feito com manchetes provocativas redigidas para incitar seu interesse em (a) ver a oposição passar vexame ou (b) ter sua opinião validada. Livre-se de tudo isso. Há outros lugares para ler notícias além das redes sociais. Tente visitar diretamente o site do jornal ou do portal de notícias. Mesmo que continue encontrando lá as mesmas manchetes sensacionalistas, pelo menos agora você tem uma vantagem: sua dopamina não foi estimulada por um clickbait "aleatório" no seu feed.

Talvez você queira reduzir o tempo nas redes sociais, mas ache que não tem problema usá-las para se manter atualizado sobre as notícias. As chamadas são sensacionalistas, mas você está recebendo algo valioso em troca, certo? Bem, o preço que você paga é muito mais alto do que imagina.

O PRAZER DO ÓDIO

Não são só as notícias políticas deprimentes que me dão vontade de esmurrar a tela do meu celular ou a sua. [...] É também o esgoto a céu aberto que são as redes sociais. Não estou "no" Twitter, ou seja, não posto nada. Mas pesquiso bastante, como um leão na savana espreitando a próxima refeição. Só que, em vez de perguntar a mim mesmo se devo comer um impala ou um gnu, pergunto se devo consumir um vídeo de briga entre imigrantes e nativos europeus, entre clientes na fila do caixa do supermercado ou entre meninas no corredor da escola. [...] Após trinta segundos assistindo a essas coisas, perco toda a fé na humanidade. Então imagine a depressão que sinto trinta minutos depois, quando me pego ainda assistindo. [...] Parece que estamos cercados de idiotas, algo que se agrava quando há um espelho por perto, pois os idiotas muitas vezes somos nós, que ansiamos por uma dose maior da violência e do exibicionismo niilista que estão destruindo nossa sensibilidade.

– Matt Labash[2]

É fácil esquecer que interagir com outras pessoas pelas redes sociais é uma experiência muito recente. A rede social original, o Facebook, só se tornou acessível ao grande público em 2006. No curto período desde então, as transformações foram profundas, desencadeadas por uma pequena e interessante mudança, num efeito dominó. Até o advento das redes sociais, era quase impossível manter um relacionamento significativo sem conhecer alguém pessoalmente. Agora temos amigos, clientes, empregadores – e desafetos – com quem nunca nos encontramos.

Isso tem consequências.

Se você tinha um emprego formal na década de 1990 ou antes disso, sabe que certas reuniões eram importantes demais para serem realizadas por telefone. Você atravessava o país ou o mundo para sentar-se à mesa com outra pessoa. Não que os assuntos não pudessem ser tratados ao telefone, mas, em algumas ocasiões, você investia bastante tempo, esforço e dinheiro para poder conversar com seu interlocutor a poucos metros de distância. Por que fazer isso? Porque uma reunião presencial nos permitia captar pistas não verbais valiosas, além de mostrar à outra pessoa que ela valia o esforço de estarmos lá.

Casais se encontravam pessoalmente pelo menos de vez em quando, ou o relacionamento não poderia ser chamado de amoroso. Nos Estados Unidos, dizer "Minha namorada mora no Canadá" era praticamente o mesmo que admitir não ter namorada alguma. As amizades, por sua vez, exigiam certo esforço como escrever cartas, fazer ligações ou marcar encontros esporádicos, motivo pelo qual as amizades a distância tendiam a desaparecer. Naquela época, os amigos iam e vinham com mais frequência do que agora. Eles se encaixavam numa fase da nossa vida, mas, com o passar do tempo, parávamos de tentar manter contato. Não que não gostássemos mais da pessoa; o problema era que o esforço deixava de compensar.

No entanto, o que mudou mais drasticamente foi nossa maneira de tratar estranhos. Durante a maior parte da história, mantivemos os outros longe da nossa privacidade. Os baby boomers, em sua maioria, mantêm contato com pessoas que conhecem desde a infância, mas com quem nunca discutiram política, por exemplo. Quer uma carona? É só pedir. Quer saber em quem eles votam? Vá com calma. Mas hoje, com as redes sociais, já nem precisamos fazer esse tipo de pergunta, porque elas são respondidas voluntariamente o tempo todo. Quando não estamos buscando informações pessoais, estamos oferecendo de bom grado as nossas – e a distância, é bom frisar. Fazemos perguntas íntimas a pessoas que nunca conhecemos e as criticamos por respostas que não nos agradam. Tem sido assustadoramente comum ver punições coletivas a alguém que expressou alguma opinião heterodoxa. Como chegamos a esse ponto?

Para conhecer alguém, é preciso primeiro ter algo em comum, como trabalhar no mesmo escritório ou estar no mesmo bar ou no mesmo show. Só que, nas redes sociais, as oportunidades de conhecer alguém costumam vir de situações de conflito. Vejamos o Facebook, onde podemos encontrar uma página para apoiadores ou oponentes de um partido político, um candidato, uma ideologia ou uma pauta social. Se você entrar lá para procurar um amigo, pode ser que até encontre. Mas muita gente só aparece ali para brigar, o que é muito mais estimulante – e mais seguro de fazer on-line do que jamais foi no mundo real. A distância nos desestimulou a buscar interações sinceras, cautelosas e gentis. As barreiras do mundo físico não existem na internet. Ser rude pessoalmente pode render um soco na cara, mas ser rude a distância e sob anonimato não tem consequências – pelo menos, não imediatas.

O conflito on-line (expressão suave demais para o que representa) pode ter bastante apelo. Concordância significa estabilidade, mas um conflito oferece oportunidades para várias doses de dopamina. Sem as travas do mundo real para conter a violência emocional e física, nos sentimos livres para ser cada vez mais cruéis e destrutivos. A menos que descubram onde moramos e venham atrás de nós, não sofreremos nenhuma punição física. Então por que reagir a uma ofensa com paciência? Quando você se esconde atrás de um nome de usuário numa rede social, ou na seção de comentários de um site, apenas sua consciência – ou algum filtro da plataforma – limita o que pode dizer.

É assim que as redes sociais costumam juntar a imaginação da dopamina ao prazer do ódio.

Nas redes sociais as pessoas são abstrações, e é a dopamina que nos permite experimentar o abstrato. Com as pessoas transformadas em algo intangível, você pode pesar a mão quanto quiser. Seres humanos com sentimentos passam a ser vistos como meras ideias frias. Não vemos um oponente on-line como uma pessoa – nem mesmo como um avatar representando uma pessoa –, e sim como um alvo que, por acaso, está reagindo. Só que não estamos travando uma batalha contra conceitos descartáveis; estamos massacrando outras pessoas tão incapazes de largar essa dinâmica quanto nós, numa corrida para ver quem chega primeiro ao fundo do poço.

A natureza do sistema dopaminérgico combina perfeitamente com a natureza das plataformas digitais. O resultado é uma busca turbinada por *mais*, não pela verdade. Pessoas que buscam a emoção de humilhar os outros já não encontram as barreiras do mundo físico que as impediriam de fazer isso pessoalmente. Por que a grosseria está tão impregnada na cultura? Porque, quando as pessoas não importam, a cultura também deixa de importar – assim como a civilidade, as normas, os costumes e as regras. Com isso, apontamos nossas armas para qualquer coisa que nos irrite no momento, às vezes (e supostamente) em nome da justiça; mas, até certo ponto, só fazemos isso para obter uma dose de dopamina ao irritar quem discorda de nós.

"Mas será que não há boas intenções na internet?", talvez você se pergunte. Claro que sim! Só que em número absurdamente menor. Para cada pessoa sensata, milhares de outras atiram granadas pelo prazer de vê-las explodir. Qual foi a última vez que você viu alguém reconsiderando a própria opinião numa rede social? Nossos piores instintos despertados pela internet nos tornam insensíveis à dignidade humana, à civilidade arduamente conquistada em sociedade e às oportunidades de melhorar a vida uns dos outros. A distância proporcionada pela internet nos tornou cidadãos mais frios e mesquinhos. Exigimos mais uns dos outros, mas esperamos menos de nós mesmos.

Nossos encontros a distância com outras pessoas adicionam uma perpétua novidade a essa mistura: tudo pode acontecer, pois as pessoas são capazes de tudo. Precisamos nos perguntar onde estão os benefícios do que estamos fazendo. Discutimos com estranhos e interrogamos amigos em busca de opiniões que, na maioria das vezes, causam discórdia quando nos desagradam – e que provavelmente não tinham nenhuma importância para nós antes de tocarmos no assunto. Quando você se sentir tentado a postar ou a responder a um comentário na internet, pergunte a si mesmo: Quero trocar ideias ou quero arranjar confusão para obter uma dose de dopamina? Pense em quão raro é ver alguém sair de um debate on-line com uma opinião diferente ou pelo menos mais informada. O mais comum é que uma ou ambas as partes percam a vontade de dialogar civilizadamente logo no início da discussão. Isso acontece não porque sejamos pessoas ruins, mas porque somos humanos.

Para qualquer pessoa interessada em política ou debates, as redes sociais e as seções de comentários podem ser irresistíveis. Mas pense bem antes de postar. Se você pretende mudar opiniões, saiba que não há muitos exemplos de debates construtivos nessas plataformas. A falta de conexão com o mundo físico torna a persuasão ou mesmo o aprendizado muito menos prováveis. Em pouco tempo, a busca sincera por conhecimento passa a ter que competir com o desejo de derrotar a outra pessoa – mais especificamente, de usar qualquer ferramenta disponível para fazê-la desistir, incluindo ataques pessoais e ilógicos. O barato da dopamina é forte a esse ponto. A maioria das discussões on-line nem sequer é de discussões de verdade; são buscas para captar a emoção de um neurotransmissor. Expresse sua opinião ou insulto e aguarde – você pode receber uma validação estimulante! Pode receber também uma reação negativa ou uma ofensa, mas até isso é capaz de desencadear uma rodada de emoções dopaminérgicas. As coisas degringolam tão rápido porque no éter da internet, onde os limites naturais do contato humano não fazem parte do ambiente, ninguém tem muitos motivos para fazer outra coisa a não ser exagerar, exagerar e exagerar mais um pouquinho. Como diria Kurt Vonnegut: "É assim mesmo."

Não há maneira segura de interagir com estranhos na internet, e não há diversão nos feeds que não prejudique outras pessoas ou você mesmo. Nos recantos das redes sociais, a única jogada vencedora é não entrar no jogo.

Capítulo 12
OBSESSÃO POR NOTÍCIAS

UM ANO SEM NOTICIÁRIO

A dopamina nos atrai implacavelmente para o novo e o desconhecido. Você até pode saber tudo sobre a pessoa amada, ser especialista na sua área de atuação, ler todos os livros do seu autor favorito e decorar todas as músicas da sua banda predileta. Não importa – em algum momento, você ficará sem novidades, exceto por algo que pode surpreendê-lo todos os dias: as notícias. Em grande parte, esse é o motivo pelo qual pessoas altamente dopaminérgicas gostam de acompanhar política e debates públicos, pois isso não só proporciona a emoção de precisar resolver um problema como oferece um fluxo interminável de novos dados e personagens para deixar a dopamina de controle bem ocupada. O fato de que essas notícias estão sempre disponíveis a um simples toque na tela do celular as torna muito mais atraentes, tanto para o circuito do desejo quanto para o de controle.

Talvez você tenha visto o episódio de *Parks and Recreation* em que o intenso Ron Swanson, interpretado por Nick Offerman, faz o pedido mais memorável da história das séries de comédia. Ron, um homem que adora bifes, acaba de saber que sua churrascaria favorita fechou. Desolado, ele acaba numa lanchonete onde lhe servem uma fatia fina de algo parecido com carne. "Isto aqui não é um bife", reclama ele com o atendente. "Por que vocês chamam de bife no cardápio?" E então faz seu famoso pedido.

"Me traga todo o bacon e todos os ovos que vocês tiverem", diz ele. Meio segundo depois, chama o garçom de volta. "Espera, acho que você pode ter entendido errado. Eu não pedi *uma grande quantidade* de bacon e ovos. Pedi *todo* o bacon e *todos* os ovos que vocês tiverem. Entendeu?"

Em 2017, eu fiquei longe dos noticiários. Mas, veja bem, eu não passei a consumir *menos* noticiários. Eu *aboli* os noticiários da minha vida. Tudo. Bloqueei sites de notícias no navegador e no celular. Quando as notícias chegavam pelo rádio, eu mudava de estação imediatamente. E me recusava a segurar um jornal. Parei de ler artigos de opinião e análises, o que foi um feito e tanto para mim. Moro em Washington, DC, e vim para cá para trabalhar com política, embora tenha mudado de carreira tempos depois. Hoje dou aulas de relações públicas, persuasão, redação profissional, redação de discursos e de artigos de opinião. Escrevi discursos e editoriais para figuras públicas, incluindo candidatos à presidência dos Estados Unidos. Acompanhar os noticiários não era apenas algo que eu fazia por necessidade, mas por prazer. Eu adorava me sentir bem-informado, ter opiniões abalizadas, ser capaz de debater assuntos sérios e apresentar argumentos que fariam um oponente me ouvir (prazeres dopaminérgicos, como você deve ter notado).

Ainda assim, sentia que a política e o debate público ocupavam grande parte da minha vida interior, então decidi que o caminho mais rápido e eficaz de resolver aquilo seria cortando o mal pela raiz. Acabou sendo o caminho mais difícil também, como eu sabia que seria. Cortar o noticiário da minha vida, pensei, seria como cortar a comida ou a família.

Eu estava errado.

Perto do final do ano, percebi que o mundo continuava a girar sem a minha atenção total. Havia muitos outros seres humanos interessados em debater toda sorte de questões relevantes, de modo que minha ausência não afetou em nada o progresso social ou o discurso civil. Percebi que todas as minhas leituras, preocupações e opiniões fervorosas mal tinham surtido efeito. E, diferentemente de quase todos os outros obcecados por notícias, passei anos fazendo mais do que apenas ler e opinar. Trabalhei no Capitólio e em toda a Rua K* no auge das lutas favoráveis e contrárias a diversas leis, decisões e nomeações. E agora perguntava a mim mesmo: *Para quê?*

De todo modo, o rompimento não foi tão traumático quanto eu imaginava. Achei que sentiria falta de acompanhar o noticiário, mas não senti.

* A Rua K, grande avenida em Washington, DC, simboliza o lobby americano graças aos vários escritórios de lobistas que funcionam ali.

Percebi que devorava as notícias não apenas pelo conhecimento, mas, acima de tudo, pelo prazer da busca por mais dopamina.

Acompanhar o noticiário me permitia usufruir de uma série de prazeres gerados pela dopamina: o mistério sobre o conteúdo da próxima manchete, o fascínio pelo que eu poderia aprender e a batalha intelectual que talvez ocorresse em seguida, além da expectativa pelos desdobramentos da minha nova análise, uma análise que não tinha muito a acrescentar nem para o público nem para os meus amigos (que, aliás, nem se importavam muito com essas coisas). Mas o tempo e a energia emocional e intelectual que eu estava gastando com tudo aquilo eram um investimento pesado e sem retorno – para o mundo e para mim.

Muito antes do meu ano sem noticiário e muito depois de meu trabalho ter se tornado bem menos focado em atualidades, acompanhar as notícias havia virado nada mais que um hobby – mas eu não tinha percebido isso. Ninguém estava tirando proveito daquilo, nem mesmo eu. O que eu considerava uma responsabilidade cívica e um esforço de autoaperfeiçoamento era apenas um passatempo não muito diferente de resolver palavras cruzadas. Eu estava apenas me divertindo enquanto iludia a mim mesmo com a ideia de que fazia algo mais grandioso.

A cereja do bolo é que essa autoilusão desgastou muitas das minhas amizades, algumas a ponto de rompê-las. Eu não tinha mudado nenhuma opinião, apenas validado o ponto de vista das pessoas que concordavam comigo e afastado as que discordavam de mim. Não estava em busca de um feito nobre; estava apenas sendo arrastado para o buraco negro da busca por aprovação nas redes sociais. Tudo que eu fazia era conferir o número de curtidas, e isso não melhorava a vida de ninguém, muito menos a minha. Hoje me pergunto onde teria concentrado minha energia se não houvesse redes sociais naquela época. Eu era apenas mais um corredor desavisado naquela esteira ergométrica virtual, confundindo prazeres imediatos com objetivos de vida.

É aqui que minha experiência se torna particularmente interessante. Se eu estivesse buscando notícias em prol de uma causa maior, minha busca por dopamina teria sido um ótimo propulsor para o sucesso. Mas não foi. Eu só queria me sentir bem – e, embora não haja nada de errado em buscar dopamina por diversão de vez em quando, a coisa não passava disso. Aristóteles já ensinava que atividades que não visam a uma finalidade maior e mais valiosa nos deixam vazios. O psiquiatra Viktor Frankl criou uma escola inteira de terapia em torno dessa ideia, como vimos no Capítulo 5. Ambos estavam certos.* Ainda bem que descobri isso antes de ter perdido mais tempo.

EXPERIMENTE VOCÊ TAMBÉM

Cogite passar um ano sem acompanhar o noticiário. É difícil começar, mas depois fica bem mais fácil do que você imagina. Simplesmente faça o que fiz: bloqueie o acesso às notícias nos seus aparelhos eletrônicos e fuja delas quando surgirem "no mundo real". Mas, antes, escolha duas ou três atividades às quais poderá recorrer quando estiver tentado a abrir um portal de notícias, como jogar seu jogo preferido, ligar para um amigo ou ler um livro. Ah, e não conte sua decisão a ninguém. Do contrário, seus amigos ficarão constrangidos em mencionar as notícias na sua frente, o que o fará pensar no assunto com mais frequência. Quando eles mencionarem notícias recentes, reconheça que isso é normal e mude de assunto. Se insistirem no tema, peça licença e se afaste.

Ao fazer isso, talvez você sinta medo de perder algo de importância vital, mas saiba que não perderá. É impossível isolar-se completamente das notícias. Se forem muito importantes, alguém fará com que cheguem até você. Além disso, a sua concepção de "importância vital" vai mudar com o tempo. Discutimos muito sobre quem é o presidente da república, qual partido controla a Câmara e o Senado e o que uma legislação diferente significará para o mercado de trabalho e a inflação. Tudo isso afeta nossa vida, é claro, mas os efeitos geralmente são sutis, lentos, de longo prazo e misturados a muitos outros fatores. Na maioria dos casos, o impacto é tão imperceptível que só tomamos conhecimento dele porque... lemos uma manchete no celular.

Se duvida, marque uma data no calendário três meses após o início do seu detox de noticiário. Nesse dia, está liberado ler notícias, supondo que você ainda queira. Mas posso adiantar uma coisa: você vai encontrar quase

---

* Voltaremos a esse assunto no final do livro.

as mesmas manchetes que leu três meses antes. Vai perceber que os problemas continuaram, as mudanças foram mínimas e o efeito na sua vida foi próximo de zero. Por outro lado, o fato de ficar longe das notícias por apenas alguns meses lhe oferecerá uma nova perspectiva sobre o que importa, sobre quanto controle você agora tem sobre seus impulsos de "se manter informado" e sobre o que realmente pode ser considerado de importância vital. Muitos de nós pensamos estar em busca de um mundo melhor, quando, na verdade, queremos outra coisa.

Capítulo 13

PORNOGRAFIA ON-LINE

A MAGNITUDE DO PROBLEMA

A pornografia on-line é uma das forças mais prejudiciais que a cultura já viu, pois responde a um anseio humano imutável sem oferecer nada de produtivo. Está disponível gratuitamente, pode ser consumida por horas a fio e oferece sensações intensas e agradáveis com pouca regulação biológica ou resistência emocional. É uma máquina engenhosa movida pelo anseio da dopamina e não possui reguladores naturais para controlar seu efeito sobre você.

Ou seja, pode virar um problemão na sua vida.

A pornografia on-line pode exercer uma atração quase irresistível. Recusá-la é mais do que uma questão de força de vontade, preferência ou escolha moral, e muita gente não consegue. O uso problemático de pornografia (UPP) tem muito em comum com o que observamos em alcoólatras e dependentes químicos. Está associado não só à ação da dopamina, mas a outras propensões biológicas, como a excitação via norepinefrina, a regulação negativa do prazer via endorfina e os aspectos de apego da oxitocina e da vasopressina, que podem criar uma sensação de vínculo com a pornografia. Em alguns casos, o UPP também pode ser uma reação a quadros de ansiedade ou depressão, ao isolamento social ou a traumas, como abuso na infância.[1]

A pornografia on-line afeta muito mais os homens do que as mulheres. Elas também sofrem de UPP, mas com menos frequência. Cerca de 28% dos homens relatam UPP,[2] contra apenas 3% das mulheres[3] – embora esse número possa estar subestimado devido ao maior estigma cultural atribuído às mulheres em relação a esse assunto.[4]

A pornografia on-line leva à disfunção sexual. Num estudo de 2021 feito com 3.400 homens de 18 a 35 anos, 20% deles apresentavam algum grau de disfunção erétil. Quanto mais um homem consumia pornografia on-line, maior a probabilidade de ter essa disfunção. Mais de um quarto desses homens encontrou uma forma de lidar com a situação, mas é aqui que os efeitos da regulação negativa reaparecem: muitos restauraram a qualidade anterior da ereção assistindo a mais pornografia, preferindo uma pornografia mais extrema ou fazendo as duas coisas. Só que essa abordagem funciona apenas por um tempo. Assim como acontece no alcoolismo e no vício em drogas, você pode se sentir melhor consumindo mais dessas substâncias, mas logo passa a consumir o tempo todo apenas para manter alguma sensação de normalidade – e depois nem isso funciona. As mulheres podem sofrer diminuição da libido e da excitação, o que provavelmente se deve ao mesmo mecanismo observado nos homens, com a superexposição à pornografia levando à dessensibilização. Elas também podem ter mais dificuldade para atingir o orgasmo, talvez, em parte, devido à diferença entre as expectativas estabelecidas pela pornografia e a realidade do sexo com alguém.[5]

A pornografia on-line prejudica os relacionamentos. Segundo o Survey Center for American Life, o consumo de pornografia está associado à diminuição da satisfação com a vida sexual.[6] Já a revista *Science* associou a pornografia ao aumento nas taxas de divórcio.[7]

Quanto mais cedo você começa, pior. O acesso à pornografia em idade precoce também parece ser um fator negativo. Quanto mais cedo um homem começa a se masturbar assistindo a pornografia, maior a probabilidade de desenvolver disfunção erétil – um problema que acomete quase 60% daqueles que começam antes dos 10 anos de idade.[8]

O problema é mais prevalente do que se imagina. Doze por cento de todos os sites contêm conteúdo pornográfico,[9] e 69% dos homens e 40% das mulheres relatam deparar com eles todos os anos.[10] A internet se tornou a maior rede de distribuição de estímulos sexuais sob demanda, com uma receita global estimada entre 1 e 100 bilhões de dólares por ano[11,12] – cinco vezes a receita da NFL.[13] Há mais pessoas sofrendo com o UPP[14] do que com a intolerância ao glúten.[15] E a probabilidade de ter a vida prejudicada pelo consumo de pornografia é maior do que o risco de morrer de qualquer uma das dez principais causas de morte* nos Estados Unidos.[16]

No entanto, o UPP é mais frequentemente tratado como uma falha moral do que como um problema de saúde, e as pessoas acometidas muitas vezes hesitam em confiar em amigos ou profissionais de saúde. O problema segue sendo um tabu, e o silêncio que o cerca dificulta a busca de ajuda.

O fácil acesso à pornografia gratuita, impulsionado pela internet, dissociou uma experiência humana básica - a estimulação sexual - da necessidade de estar em contato com outra pessoa. Mas essa dissociação começou muito antes do advento da internet.

AS DUAS GRANDES DISSOCIAÇÕES

O surgimento da pornografia on-line pode parecer o maior ponto de inflexão na história do sexo, mas não foi.

Em 23 de junho de 1960, a FDA aprovou a venda do primeiro contraceptivo oral para mulheres. Dizer que isso transformou o cenário cultural seria um grande eufemismo. A "pílula" desvinculou o sexo de sua finalidade reprodutiva. Hoje isso é uma obviedade, mas em 1960... a oportunidade de fazer sexo sem camisinha sem se preocupar com o risco de gravidez era o prenúncio de um admirável mundo novo. A pílula transformou a intimidade em algo mais espontâneo do que jamais tinha sido. Agora era possível fazer sexo a qualquer momento, sem aquele questionamento prévio constrangedor a respeito da chance de gravidez. O sexo, cujos riscos pairavam sobre todos os relacionamentos românticos, estava agora reduzido a apenas mais um ato físico.

Uma era que tinha abrangido toda a história humana até então chegava ao fim. O sexo já não exigia excesso de cautela. Em termos neurocientíficos, a dopamina do desejo pôde mandar a dopamina de controle tirar um cochilo.

Ainda havia questões éticas, religiosas e morais (além do perigo de doenças) a serem levadas em consideração, mas sem o peso do risco de uma

* Doenças cardíacas, câncer, covid-19, lesões não intencionais, AVC, doenças respiratórias, doença de Alzheimer, doenças hepáticas, diabetes e doenças renais.

gravidez indesejada. Antes, ponderávamos se o prazer físico prometido pela dopamina compensava uma possível obrigação pelo resto da vida. Depois, não mais. Chamemos esse marco de "primeira grande dissociação". A pornografia on-line foi a segunda.

Antes que a revolução da internet pudesse ocorrer, o terreno já tinha sido semeado na década de 1980, com o mercado de aluguel de fitas de vídeo. O que antes estava disponível apenas em cinemas decadentes agora poderia ser visto na sua TV. Que revistas eróticas, que nada: agora a ação tinha movimento! Essa novíssima opção (prato cheio para a dopamina) tornou a masturbação mais interessante, mais intensa e mais satisfatória. Os filmes pornôs não tornaram a masturbação tão intensa quanto o sexo com outra pessoa, mas chegaram quase lá. Para muita gente, sobretudo com dificuldades interpessoais, a masturbação com pornografia passou a ser uma substituta razoável para a relação sexual – e estava disponível a qualquer momento. O único contato humano necessário era escolher uma fita numa locadora e pagar o empréstimo a um atendente.

No final da década de 1990, até mesmo esse obstáculo foi eliminado pela praticidade da internet residencial, que se tornou mais acessível e, em certo momento, necessária. Por ser financiada principalmente por publicidade, a pornografia on-line costuma ser gratuita para os consumidores. Com o rápido avanço da internet residencial, o cliente já não precisava interagir com ninguém, o que nivelou a competição entre masturbação e relação sexual. A pornografia on-line é, de fato, a "segunda grande dissociação": um prazer sexual intenso desvinculado de qualquer relacionamento humano.

O problema com a pornografia on-line é que ela alimenta a ânsia dopaminérgica por uma atividade humana fundamental, agora desatrelada de qualquer restrição externa. Nunca existiu nada tão desejável e tão livre de consequências negativas imediatas – fruto não da conexão, mas da desconexão humana.

COMO RECUPERAR O CONTROLE

É mais fácil enfrentar o problema da pornografia on-line usando vários artifícios ao mesmo tempo. A seguir, você conhecerá algumas ferramentas

– ou melhor, armas – para sair na frente nessa batalha, mas não escolha apenas uma. Combine-as para criar uma barreira significativa entre você e a vontade de consumir pornografia. A pornografia on-line está enraizada na tecnologia interativa, então várias estratégias que recomendei no capítulo sobre redes sociais também se aplicam aqui.

Use a tecnologia a seu favor. Quase ninguém consegue resistir à tentação só com força de vontade, então não ache que com você será diferente. Em vez disso, prepare-se para a tentação antes que ela chegue: dificulte o acesso à pornografia.

A maneira mais rápida de fazer isso é usando a tecnologia. Diferentemente das redes sociais, que costumamos acessar por aplicativos, a pornografia é muitas vezes acessada pelo navegador. Isso significa que você precisa instalar um bloqueador que seja sensível a esse tipo de conteúdo ou que impeça o acesso a uma lista específica de sites ou páginas. Alguns bloqueadores permitem que você especifique o tipo de conteúdo que deseja bloquear. Como novas ferramentas estão sempre surgindo e as antigas mudam de nome ou param de funcionar, não vou citar nenhuma diretamente, mas sugiro que você pesquise por "bloqueadores de pornografia".

É sempre possível contornar esse tipo de bloqueio, mas, ao instalá-lo, pelo menos você vai atrasar um pouco o seu acesso à pornografia. O que você fará nesse meio-tempo é crucial. Reconheça que se trata do intervalo entre o estímulo e a ação, uma oportunidade para o seu "eu observador" refletir. Use esse momento para comparar o que você deseja agora com a satisfação que busca a longo prazo.

Só que boas intenções nem sempre bastam, então não pare por aí.

Planeje atividades alternativas. O apelo da pornografia é difícil de vencer, mesmo com distrações. Sem elas, então, é impossível. Na batalha entre *o que quero agora* e *o que quero a longo prazo*, o futuro quase sempre sai perdendo. Assim, planeje com antecedência.

Liste coisas que você pode fazer em vez de consumir pornografia, mas não liste sites alternativos para visitar. Não substitua a pornografia por um jogo de computador ou um portal de notícias. Planeje algo que o afaste da internet. Não precisa ser nada muito intenso ou complicado. O importante é se afastar da tentação por um momento, de uma forma que seja satisfatória ou até mesmo gratificante.

A atividade física é sempre uma ferramenta poderosa. Escolha algo com propósito e que concentre sua atenção. Estabeleça metas, como fazer um número específico de alongamentos, flexões ou abdominais. Até uma caminhada no quarteirão pode ajudar. Programe uma rotina diária de exercícios. Uma rotina, mesmo que de poucos minutos, traz benefícios que podem reduzir sua vontade de consumir pornografia e aumentar sua capacidade de resistir à tentação. Pessoas que se exercitam se estressam menos, o que pode reduzir a necessidade de usar a pornografia e a masturbação como válvulas de escape. De quebra, a compulsão por pornografia on-line pode acabar substituída pelo desejo de se exercitar, graças a um mecanismo de ação e recompensa no cérebro que está muito mais sob seu controle e traz benefícios evidentes e mensuráveis.

Peça a alguém para atuar como seu moderador. Conversamos com nossos amigos e familiares sobre diversos assuntos, muitos deles pessoais, íntimos e constrangedores, mas é raro compartilharmos a atração que sentimos pela pornografia. Se você tem alguém de confiança, conte a essa pessoa o que está enfrentando e pergunte se pode ligar para ela quando estiver precisando resistir a um impulso. Vai ser constrangedor, mas faça mesmo assim. Se você está lendo este livro, é porque provavelmente é o tipo de pessoa que se sentiria honrado em ajudar alguém numa luta parecida. Seus amigos devem sentir o mesmo – afinal, são seus *amigos*. Se você não quiser ou não conseguir encontrar um moderador, cogite simplesmente ligar para alguém e conversar quando se sentir muito tentado. Melhor ainda: faça uma chamada de vídeo, pois isso evitará que você assista a pornografia enquanto conversa.

Identifique seus gatilhos e aprenda com eles. Compulsões, ataques de pânico e outros surtos muitas vezes parecem surgir do nada. Quando você começa a reconhecer seus gatilhos, fica mais fácil retomar o controle.

Cada vez que sentir vontade de consumir pornografia on-line, pergunte-se o que aconteceu nos minutos anteriores e anote a data e a hora. Você acabou de voltar de algum evento ou lugar que pode, de alguma forma, ter desencadeado a compulsão? Passou por algum estresse ou interagiu com alguém específico? Estava ocupado? Estava entediado? Estava pensando em alguém? Num problema? Num acontecimento? Num relacionamento? Não julgue nada como trivial ou improvável demais – lembre que essa é a fase de coleta de informações, não de análise. Registre também a intensidade da compulsão. Use uma escala de 1 a 5, sendo 1 para "leve" e 5 para "impossível de resistir". Após alguns dias ou semanas, talvez descubra que muitos desses momentos ocorreram logo após o mesmo tipo de atividade, pensamento ou evento. Isso fará com que você se sinta preparado para reagir de outra forma no futuro e para evitar ao máximo esses gatilhos.

Algumas experiências estão enterradas mais fundo. O problema com a pornografia pode ter raízes na sua relação com o sexo oposto (ou com o mesmo sexo) ou em algum trauma de infância. Nesses casos, talvez valha a pena buscar a ajuda de um terapeuta. Se a ideia de desencavar temas sensíveis for desanimadora demais, lembre o que aprendemos sobre a terapia de aceitação e compromisso (ACT). Nem sempre é preciso mergulhar em alguma lembrança traumática para encontrar um jeito de se sentir melhor. E há muitas técnicas que podem nos ajudar nesse sentido.

Mesmo que não encontre uma causa clara, você ainda pode se beneficiar dessas técnicas. Num estudo feito em 2020, um grupo de homens foi orientado a escrever num diário todas as vezes que consumiam pornografia. O objetivo era reduzir o hábito. Ao final do experimento, a maioria dos homens relatou menos pensamentos negativos, maior autoaceitação e menos culpa e vergonha. Os pesquisadores concluíram que o simples ato de registrar o que estavam fazendo forçou os participantes a pensar mais seriamente sobre o consumo de pornografia do que antes. Essa autorreflexão aumentou a capacidade deles de resistir à pornografia on-line.[17]

No mínimo, saia do ambiente onde ocorreu o gatilho. Caminhe até uma loja de conveniência e compre uma garrafa d'água ou uns salgadinhos – antes sucumbir às calorias de um pacote de batatas fritas do que ao apelo da pornografia, sobretudo no início. Ande com um bloco de notas e desenhe qualquer coisa que estiver vendo. Vá a um parque com um instrumento musical e aprenda alguns acordes ou pratique uma canção. Um uquelele é fácil de carregar e uma gaita cabe no bolso. Ou guarde o instrumento no carro para ter que gastar alguns minutos caminhando quando for pegá-lo. Seja qual for a sua escolha, deixe o celular para trás. Cada vez que você se afasta do local que o atrai para a pornografia on-line, mais fácil fica fazer isso depois.

Cogite um "reboot". Uma das abordagens mais comuns para tratar o vício é a abstinência ou "reboot", que significa simplesmente parar. É difícil, mas funciona em muitos casos de vício em álcool ou drogas, e parece funcionar também com a pornografia on-line. Não é necessariamente uma questão de esforço, de "vontade de poder" nietzschiana. E você pode usar qualquer método para abolir o hábito; não importa muito *como* vai fazer, desde que faça. Quando você elimina completamente a pornografia on-line da sua vida, os benefícios podem ser profundos.

Num estudo de 2021 sobre a eficácia do "reboot", psicólogos da Universidade Nottingham Trent, no Reino Unido, encontraram resultados promissores.[18] O fato de alguém conseguir permanecer longe da pornografia on-line por apenas duas semanas foi associado a maior comprometimento nas relações interpessoais e a maior capacidade de reconhecer e analisar compulsões. Os pesquisadores também citaram vários relatos clínicos de queda significativa nos distúrbios sexuais, como disfunção erétil, baixa libido e dificuldade em atingir o orgasmo durante o sexo com alguém.

Lembre-se da grande lição. Se você perceber que tem um problema e quiser fazer algo a respeito, não se contente em simplesmente reduzir o hábito. Decida eliminá-lo, de uma vez só ou ao longo do tempo. E não tente fazer isso sozinho, pois será um caminho desnecessariamente difícil – além de solitário. Reúna um arsenal de ferramentas que se complementem e trabalhem a seu favor.

Capítulo 14

O PRAZER DE COMPRAR

FAZER COMPRAS PODE SER UM VÍCIO?

A experiência de fazer compras ou de simplesmente olhar vitrines proporciona uma sensação de confiança e conforto. Oferece também sucessivas injeções de dopamina enquanto você imagina coisas que poderia – e essa é a questão, *poderia* – adquirir sacando o cartão de crédito e concluindo a transação. É um prazer imaginar como sua vida *poderia* ser caso você possuísse aqueles objetos de desejo: roupas de grife, carros deslumbrantes, computadores potentes, celulares modernos, joias exclusivas. O poder restaurador das compras é tão intenso que há quem o chame de *terapia*. E você não precisa ir a lojas de luxo para sentir essa euforia. Para alguns de nós, basta caminhar pelos tesouros de um brechó ou mesmo encher um carrinho virtual numa loja on-line contemplando o momento delicioso de, *quem sabe*, clicar na barrinha amarela que diz "Fechar pedido".*

Profissionais têm debatido se certos comportamentos compulsivos podem ser tecnicamente classificados como vício. É uma discussão interessante, se não for você a pessoa que está sofrendo. Em geral, quem sofre com esses comportamentos está apenas tentando se livrar da compulsão e precisa saber se consegue desenvolver mais autocontrole por conta própria ou se deve buscar ajuda profissional.

---

* Eu mesmo não estou imune a esse encanto. No início de 2024, fiz isso com o novo iPhone à venda no site da minha operadora de celular. Coloquei o produto no carrinho, mas acabei não comprando. Dias depois recebi uma ligação de Marissa, uma agente da operadora, que se ofereceu para me ajudar a concluir a compra e ser minha "representante pessoal" daquele momento em diante. (Comprei o aparelho.)

Alguns de nós compramos mais do que deveríamos. Não que estejamos esbanjando rios de dinheiro, mas de vez em quando compramos coisas de que não precisamos, que não queremos de verdade ou que não podemos pagar. Se esse comportamento o incomoda, isso já é motivo suficiente para mudá-lo, mas também é importante avaliar quão graves são as consequências dele na sua vida. Então, antes de tudo, responda às seguintes perguntas:

1. Esse hábito consome muitas horas do seu dia? Você passa muito tempo pensando nele, organizando sua vida em torno dele ou se recuperando de seus efeitos?
2. Você depende desse hábito para se sentir normal?
3. Esse hábito lhe causa danos mentais ou físicos, ou o coloca em risco? Você continua insistindo nele apesar das consequências negativas?
4. Você já tentou várias vezes parar com isso e não conseguiu?
5. Esse hábito toma o tempo que você gostaria de dedicar ao trabalho, à família ou a outros interesses pessoais?
6. Você esconde dos outros o fato de ter esse hábito ou quão frequente ele é?
7. Quando interrompe esse hábito, você se sente triste ou irritado?[1]

Quanto mais você responder "sim", maior a probabilidade de ter algum tipo de vício, e talvez a melhor opção seja buscar ajuda profissional. Se a maioria das suas respostas for "não", é provável que você consiga mudar por conta própria. De todo modo, caso sinta que sua compulsão está fugindo ao controle, procure um psicólogo ou psiquiatra. Terapias como a TCC e a ACT, frequentemente combinadas com antidepressivos ou ansiolíticos, podem reduzir a frequência, o impacto e a intensidade dos sentimentos que você está tendo. Existem outros métodos também. Abordagens comprovadas incluem a atenção plena e a tolerância ao sofrimento por meio da terapia comportamental dialética; a terapia interpessoal para encontrar formas de conexão com outras pessoas; e a terapia familiar tradicional. Grupos de apoio costumam fazer diferença para muita gente. Se o problema é ligado a questões financeiras, vale a pena buscar aconselhamento sobre esse assunto e implementar mudanças no estilo de vida. Seja qual for sua escolha, não é preciso sofrer, pois os tratamentos nessa área têm altos índices de sucesso.

Se preferir lidar com isso sozinho, veja por onde começar. Primeiro, vamos analisar como as compras ganharam tanta importância na vida moderna, olhando para além de seus aspectos negativos. Em seguida, investigaremos a natureza psicológica desse tipo de compulsão. Por fim, vamos aprender técnicas específicas para ajudar você a adquirir mais autocontrole.

GASTAR PARA VIVER MELHOR

A compulsão por compras, também conhecida como oneomania, tem sido incentivada pela publicidade onipresente, que nos envolve com seus apelos ardilosos. A tecnologia só aumenta esses apelos, tanto pela publicidade personalizada por algoritmos quanto pelo advento de produtos que não existiam poucos anos atrás. Agora podemos cobiçar não apenas coisas palpáveis, mas também produtos imateriais, como vídeos e músicas por streaming. O mercado do século XXI é o sonho de quem vende e o paraíso de quem compra.

Somos tentados a condenar tudo isso, afirmando que não passa de consumismo inconsequente, e talvez seja mesmo. Mas, como vimos em outros desafios relacionados à dopamina, o que parece ser totalmente negativo (nesse caso, a tentação de comprar em excesso diante de uma infinidade de opções) também proporciona benefícios consideráveis. A dopamina nos leva à tentação, mas também nos leva a uma produtividade espetacular, gerando prosperidade e oportunidades sem precedentes.

Em 1984, numa época em que não andávamos por aí com celulares e laptops para aumentar nossa eficiência, a renda real nos Estados Unidos, em média, estava em torno de 59 mil dólares por domicílio. Em 2023, esse valor aumentou em 37% (passando para 80.610 dólares),[2] o número de horas trabalhadas semanalmente diminuiu,[3] e o tamanho da economia americana mais que triplicou.[4] Até a expectativa de vida está mais alta.[5] Nos Estados Unidos, até o fim do século XX, os consumidores tinham apenas uma operadora de telefonia. Agora existem mais de cem – e os celulares que podemos carregar para qualquer lugar substituíram os telefones fixos, presos à tomada. Antigamente, existiam apenas três emissoras de TV, que saíam do ar por volta da uma hora da manhã. Agora existem centenas de serviços de streaming com programação sob demanda 24 horas por dia. Até o governo Carter ampliar o mercado de viagens aéreas, em 1978, viajar para qualquer lugar era acessível apenas à parcela mais rica da população. Hoje não é preciso ser milionário para embarcar num avião.

O bombardeio de opções é avassalador, mas teríamos uma existência menos rica sem ele. O crescimento da economia melhorou muitos aspectos da nossa vida, incluindo a longevidade. O consumismo diário pode parecer inconveniente, e o consumismo extremo traz problemas reais, mas não se pode negar que, em geral, é melhor ter muitos produtos à disposição do que não tê-los.

MEU CÉREBRO ME FEZ COMPRAR ISSO

Pessoas que compram mais do que podem, ou que dependem do consumismo para obter uma satisfação que nunca chega, estão seguindo a clássica promessa que diz "Se você comprar, será mais feliz do que é agora". Mas há outros fatores em jogo, é claro. Por exemplo, pessoas que recorrem às compras em busca de conforto às vezes têm baixa autoestima e são mais facilmente influenciadas do que outras.[6] Isso pode acabar determinando o tipo de compra que será feito. Se você está sempre em busca de validação exterior, talvez queira comprar coisas que as pessoas ao seu redor apreciam ou indicam. Mas essas motivações são secundárias, pois sabemos que, em termos de química cerebral, o que importa é a dose de dopamina. Num artigo de 2007 publicado na *World Psychiatry*, o periódico oficial da Associação Mundial de Psiquiatria, o Dr. Donald Black identificou "quatro fases distintas" no transtorno de compras compulsivas.[7] As duas primeiras (antecipação e preparação) descrevem as atividades dos circuitos de desejo e controle na ordem clássica em que operam. As duas últimas (compras e gastos) descrevem experiências de consumo e aquisição no aqui e agora.

Após a compra, no entanto, nem sempre há muito prazer na posse. Consumidores compulsivos costumam comprar coisas de que não precisam ou que nunca vão usar. Às vezes, o produto comprado nem sequer é retirado da embalagem. Mas o comprador passa cada vez mais tempo comprando e navegando por lojas virtuais. A experiência de fazer compras pode também se tornar uma espécie de ritual, levando o consumidor a frequentar lugares específicos e a cumprir determinados ritos antes, durante e depois da aquisição. O ciclo de compra e insatisfação vai ficando cada vez mais frequente: uma subida rumo ao prazer e uma descida rumo à decepção e à culpa.

Às vezes adotamos um comportamento para aliviar alguma *obsessão*: uma ideia, vontade ou imagem "recorrente e persistente" que surge contra nossa vontade e é marcada por "ansiedade ou angústia".[8] Pessoas com obsessões costumam aliviá-las com *compulsões*: ações repetitivas como lavar as mãos, fazer um gesto ou dizer uma palavra ou frase específica várias vezes.

Pesquisas sobre o transtorno obsessivo-compulsivo (TOC) descobriram que as compulsões podem surgir da atividade da dopamina em duas áreas: o *estriado dorsomedial*, relacionado à aprendizagem intencional, e o *estriado dorsolateral*, relacionado ao hábito.[9] Veja como isso parece funcionar. O comportamento intencional ocorre em resposta a uma possível recompensa, como recusar uma sobremesa para perder peso. O comportamento habitual é uma reação irrefletida que não requer uma recompensa, como dizer "saúde" quando alguém espirra. Se esses dois sistemas se unem, um comportamento que costumava exigir uma recompensa pode se tornar um hábito – uma compulsão. Quando coço meu nariz, a coceira passa. Mas, se o gesto de coçar o nariz se tornar independente do alívio que costumava me dar, eu posso continuar coçando sem motivo, apenas por hábito. O que antes eu fazia com propósito, agora faço "porque sim". Para resolver esse problema, precisamos encontrar maneiras de eliminar o hábito.

TERAPIA ANTICOMPRAS

Felizmente, há técnicas eficazes para lidar com as compras compulsivas.

Como vimos no estudo sobre vício em apostas on-line, em que os participantes não conseguiram ficar longe do celular, não basta tentar eliminar todas as tentações, pois elas fazem parte da vida. Minimize a exposição no início, mas, a longo prazo, a ideia é mudar sua maneira de reagir à tentação. Não se pergunte apenas como evitar o problema. Concentre-se em como deseja se comportar – em ser sua melhor versão. No fim das contas, você vai acabar reduzindo a quantidade e a frequência das compras. Analise a fundo seu hábito e entenda a origem dele, para que as compras voltem a ser uma escolha, e não uma compulsão.

Fique longe dos cartões de crédito. Pare de andar com eles. Deixe-os em casa. Pegue-os apenas quando for comprar algo que você deseja e precisa. E desabilite a função de pagamento em dispositivos móveis, como relógio ou celular. Quer uma dica extrema? Coloque seu cartão de crédito num recipiente com água e leve ao congelador. Você terá que esperar que ele descongele antes de usá-lo,* o que lhe dará tempo não só para reconsiderar a compra como para refletir sobre o esforço que está fazendo para cortar gastos. Na pior das hipóteses, você tentará apressar o derretimento para pegar logo o cartão. Meu conselho? Faça isso em frente a um espelho e grave a cena. Você vai ficar impressionado. Não será uma imagem nada agradável, mas pode servir de motivação extra para você se conter no futuro.

Planeje outras atividades para o seu tempo livre. A maioria de nós não precisa pensar muito sobre o que fazer em momentos de ócio. O problema é que muitas vezes não pensamos em absolutamente nada e acabamos recaindo em velhos hábitos – justo o que estamos tentando evitar. Estratégias que vimos anteriormente também podem ser úteis aqui. Prepare com antecedência uma lista de atividades para fazer no seu tempo livre e organize-as de acordo com a duração. Meia hora? Passeie com o cachorro; faça uma série de alongamentos; ligue para um amigo. Noventa minutos? Vá à academia; caminhe até a biblioteca. Uma tarde livre? Escolha um local distante para qualquer uma dessas atividades e vá até lá para fazê-la. Cole sua lista na geladeira, porque somos mais influenciados por coisas que vivenciamos com nossos sentidos do que por coisas que precisamos lembrar, principalmente quando se trata de resistir a uma tentação. Quando estão no papel em vez de apenas na nossa mente, as coisas ficam mais "reais".

Não faça compras sozinho. Se for sair para comprar alguma coisa, leve alguém que saiba o que você está enfrentando e que não tenha o mesmo problema. Essa pessoa vai servir como a versão em voz alta daquela vo-

* Sei o que você está pensando: é só colocar o recipiente no micro-ondas. Não. Jamais faça isso. Você vai causar um curto-circuito no chip e derreter seu cartão. O cartão possui uma minúscula antena de metal que se desintegrará em meio a um espetacular show de luzes na sua cozinha. Credo!

zinha na sua cabeça, encorajando-o a resistir. Será um incentivo extra, porque você vai querer mostrar a essa pessoa que está se saindo muito bem na missão.

Escreva por que deseja comprar. Da próxima vez que for acometido pelo impulso de fazer compras, pegue papel e caneta.* Escreva de 1 a 10 ao longo da borda da página e, ao lado de cada número, escreva uma frase listando um motivo pelo qual pretende fazer compras. Pode ser difícil pensar em 10 motivos, mas não desista. Ao se forçar a refletir por um tempo, você irá além das respostas óbvias, descobrindo motivos mais profundos e importantes. Caso não os encontre, isso por si só já será uma resposta. Assim como na TCC, a ideia é descobrir as causas que impulsionam o efeito, ou seja, os motivos pelos quais você continua comprando mesmo que as coisas que adquire não lhe tragam satisfação. Ao se limitar a uma única frase para cada item, você se aproxima do cerne da questão, incapaz de se esconder atrás de parágrafos prolixos. Esse tipo de autoexame, realizado assim que a compulsão aparece, pode ajudá-lo a criar resistência e combater o hábito com ação e racionalidade.

Um pouco de reflexão pode fazer uma enorme diferença. Eliminar um hábito não é fácil, mas fica menos difícil quando recorremos a diversas abordagens, como buscar o apoio de alguém e deixar o "eu observador" agir no intervalo entre o impulso e a ação. Sempre teremos que fazer compras, então evitá-las completamente não resolverá o problema. O que torna tudo mais fácil no futuro é continuar resistindo à tentação hoje.

---

* Não digite. Escrever à mão nos desacelera e nos dá mais tempo para pensar.

Capítulo 15

JOGOS

A VIDA VIRTUAL DE UM GAMER

Há mais pessoas que jogam videogame com frequência[1] do que pessoas que vão ao cinema[2] ou acompanham algum esporte pela TV.[3] Em termos de receita, o mercado de videogames é maior que os setores cinematográfico e esportivo juntos.[4] Supera até mesmo a pornografia.[5] A força motriz por trás de todo esse investimento mental e financeiro vai muito além da simples diversão. Uma pesquisa da Entertainment Software Association[6] deixa claro: os gamers jogam para reduzir o estresse, a ansiedade e a sensação de isolamento. Alegam que o hábito de jogar os deixa mais felizes e os ajuda a "atravessar momentos difíceis".

Jogar é uma experiência antecipatória particularmente intensa, que prende a atenção com pequenas doses de dopamina. Ao contrário de atividades que têm apenas um desafio e uma recompensa, os videogames proporcionam cenários infinitamente variados e sempre novos, pelo menos em certa medida. A dopamina do desejo passa o bastão para a dopamina de controle em intervalos aleatórios, sempre sugerindo a possibilidade de pequenas ou grandes recompensas. É isso que encoraja o jogador a passar de fase, uma atrás da outra, pelo tempo que ele quiser – ou sentir que deve – permanecer jogando. É uma versão sofisticada de uma máquina caça-níqueis: cada aposta não traz simplesmente uma promessa, mas uma sensação – muito mais atraente – de "talvez". E mais: o jogo modela a experiência ao gosto do gamer, numa personalização instantânea que tem ficado cada vez mais precisa e eficaz com o avanço da inteligência artificial. Além do mais, jogos complexos, antes disponíveis apenas em consoles, hoje funcionam no celular. Adicione a tudo isso o uso de publicidade para tornar os jogos gratuitos, as *loot boxes** que induzem o gamer a gastar dinheiro com itens extras e a crescente tecnologia que transforma as doses de dopamina numa experiência sensorial cada vez mais imersiva, e ficará óbvio por que os jogos eletrônicos fazem tanto sucesso.

A diferença fundamental entre jogar videogames e, digamos, fazer exercícios físicos é que os exercícios não são uma experiência em constante evolução que interage com você. Exercícios têm começo, meio e fim – você decide quando parar –, ao contrário de alguns videogames, projetados para mantê-lo jogando indefinidamente.

USE SUAS HABILIDADES PARA VENCER OUTRO JOGO

Para ter uma relação mais saudável com jogos eletrônicos, recorra ao que aprendemos até aqui sobre o papel da dopamina em outros aspectos da vida:

- Assim como acontece na atração romântica, os jogos nos seduzem pela novidade, pela intensidade crescente, pelo mistério e pelo gostinho antecipado da recompensa.
- No amor e no sexo, muitas vezes precisamos sacrificar um desejo imediato em favor de um objetivo a longo prazo. Gamers inveterados também precisam pensar assim se quiserem mudar velhos hábitos.
- Para fazer um relacionamento funcionar, às vezes precisamos descobrir caminhos alternativos para nossa satisfação. Da mesma forma, gamers precisam encontrar prazer em atividades que talvez não valorizassem antes.
- Como acontece em relacionamentos amorosos, gamers às vezes idealizam sua experiência com os jogos e precisam aprender a reconhecer isso.

---

* *Loot boxes* são como caixas surpresa oferecidas em alguns jogos, com itens valiosos como armas, armaduras e trajes de personagens. Para descobrir o que há na "caixa" virtual que ganhou, o jogador precisa comprar uma "chave". Talvez ganhe algo maravilhoso, talvez não. É, portanto, um convite para a dopamina. Em jogos por assinatura, serve como fonte de receita adicional; em jogos gratuitos, substitui ou aumenta os lucros com anúncios.

- Podemos superar o vício em jogos eletrônicos – assim como em redes sociais e pornografia on-line – ao explorar a tecnologia a nosso favor em vez de permitir que ela nos explore.

E há outra boa notícia: bons gamers têm justamente as qualidades que podem ajudá-los a jogar menos. Eles são bons em reconhecer padrões e em gerenciar o raciocínio, atributos muito úteis para superar uma compulsão e recuperar o controle.

Se o hábito de jogar está prejudicando sua vida, considere três abordagens: busque o apoio de outras pessoas, gerencie melhor o seu tempo e entenda melhor a si mesmo.

TURBINE SUA VIDA SOCIAL

Use uma conexão humana para moderar seus hábitos de jogo.

Procure companhia. Em 75% a 100% do tempo, os gamers jogam fisicamente sozinhos, o que significa que jogam um título single-player.[7] Mas muitos jogam porque gostam de ter outros gamers como amigos. Conversei com Drake Greer, um ex-aluno meu de pós-graduação que, durante algum tempo, foi um jogador bastante ativo.[8] "Conheci muitos dos meus melhores amigos através dos videogames", disse ele. "Eles moram longe, em outros fusos horários, e nunca os vi pessoalmente. Às vezes nem jogamos; o jogo é só um pretexto para passar o tempo e conversar." Para Drake, esse é um jeito de aproveitar melhor os jogos gastando menos tempo jogando.

Passe um tempo jogando com outras pessoas, presencialmente ou não. Reserve uma ou duas horas por semana para jogar com alguém – não estabeleça um padrão impossível. E não tenha medo de explicar à outra pessoa por que você quer a companhia dela – ela pode estar passando pela mesma coisa. A simples presença de alguém pode ajudar você a regular o tempo que gasta jogando. "Quando uma pessoa desloga", explicou Drake, "isso cria um efeito dominó. Às vezes, basta pensar 'Agora estou sozinho' para que eu abandone um jogo. Aí percebo que não estava me divertindo tanto assim."

E a outra pessoa nem precisa estar jogando. "Tenho percebido uma tendência nas redes sociais entre os millennials e a geração Z: o namorado que joga enquanto a namorada lê um livro", comentou Drake. "Mesmo fazendo coisas diferentes, eles estão juntos."

Conte com o apoio de um amigo. Do mesmo modo que um "moderador" de confiança pode ajudá-lo a abandonar a pornografia on-line, ele também pode ajudá-lo a jogar menos. E nem precisa ser gamer também. Dependendo da situação, é até melhor que não seja, pois assim você vai ter que explicar para essa pessoa o que está acontecendo e por que é tão difícil parar de jogar. Isso fará você refletir sobre seu problema e sobre as estratégias que pode usar para superá-lo.

DÊ UM PAUSE

Seu tempo vale muito e você merece estar no comando dele. Aqui estão algumas maneiras de controlar o tempo que gasta jogando.

Descubra quanto tempo você tem para gastar. Comece contando quanto tempo gasta jogando agora. Essa informação fica disponível na tela inicial, no perfil ou no controle parental de consoles como PlayStation 5, Xbox e Nintendo Switch. A Steam oferece uma análise ainda mais detalhada.

Esse é um modo fácil de controlar seu tempo, mas existe uma solução melhor (e talvez a única, se você joga no computador ou no celular). Sempre que for jogar, anote o horário de início e término. Após três ou quatro dias, some as horas diárias que passou jogando e calcule a média. Usando isso como base, escolha um número um pouco menor como sua primeira meta diária. Não seja radical. Uma dieta de tempo é muito parecida com uma dieta de calorias: não dá para cortar tudo de uma vez e achar que vai dar certo. Comece aos poucos.

Digamos que você jogue de duas a quatro horas por dia. Isso dá uma média de três horas, ou 180 minutos diários. Quinze por cento disso são 27 minutos, quase meia hora. Defina seu novo limite como duas horas e meia. A cada semana, diminua um pouco mais o tempo de jogo até atingir sua meta, seja qual for. Drake Greer sugere definir dois alarmes: um inicial e um definitivo. O inicial deve ser acionado com 10 a 25 minutos de antecedência, para que você possa passar de fase ou finalizar quaisquer missões ou objetivos pendentes. Isso é importante, já que muitos jogos não permitem que você pause ou saia sem sofrer alguma penalidade. Assim, fica mais fácil respeitar o alarme definitivo, pois você não terá jogado em vão – e sentirá que tem mais controle sobre suas ações.

Considere seus outros objetivos de vida. Na internet há muitas matérias falando sobre o tempo "médio" que as pessoas passam jogando, mas lembre-se: você não é todo mundo. Se decidir que seu limite será uma hora por dia, três vezes por semana, que assim seja. Se decidir que será duas horas por dia, todos os dias, tudo bem também – desde que isso não afete suas outras prioridades. Seu objetivo é recuperar o controle sobre a rotina, resistindo a impulsos indesejados e, com isso, vivendo uma vida mais satisfatória.

Monte seu horário de acordo com suas prioridades. Você não precisa seguir uma rotina rígida demais. Seja criativo. Programe um horário que seja adequado à sua vida. Planeje seu "consumo" diário de jogos como faria com calorias, mas lembre-se de que uma meta é só uma meta, não uma ordem. Tudo bem ser flexível. E, para facilitar, bloqueie seu acesso aos jogos em determinados horários com controle parental ou aplicativos específicos.

"Embora eu ainda jogue de vez em quando – no avião, em dias livres –, férias ou viagens são grandes recomeços para mim", disse Drake. "Percebi que não jogo mais com tanta frequência porque quebro o hábito com outras atividades. Depois de passar algum tempo jogando uma ou duas horas por dia, fico alguns dias sem jogar. E, quando volto para casa, fico mais seletivo em relação aos jogos que escolho."

Identifique os momentos que dão mais vontade de jogar. Procure padrões na sua rotina. Você passa mais tempo jogando à noite? Pela manhã? Depois do trabalho? Nos fins de semana? Após discussões? Após refeições? Essa informação o ajudará a direcionar sua atenção para outra coisa com antecedência, antes de ser acometido pela vontade de jogar. Você vai conseguir atingir sua meta várias vezes, mas provavelmente não todo dia. Afinal, você é humano. Não permita que um deslize ponha tudo a perder. Dê-se um desconto e tente outra vez.

Experimente passar dias inteiros sem jogar e veja o que acontece. Durante esses períodos de folga, direcione sua energia para outra coisa que seja importante para você. "Durante minhas férias em 2024, eu estava fora da cidade e me vi sem nada para fazer num sábado tranquilo", disse

Drake. "Em vez de jogar, passei o dia lendo um livro, coisa que não fazia havia anos. Até conversei com meus avós. Eu poderia ter jogado, mas, como estava longe de casa e teria que jogar no laptop, achei mais fácil fazer outra coisa."

USE MACETES PARA MUDAR SEUS HÁBITOS

Reflita sobre o que os jogos têm de tão bom e identifique outras atividades de seu interesse.

Planeje atividades alternativas com antecedência. Quando você disser "não" aos jogos, esteja pronto para dizer "sim" a outra coisa. Tenha um plano B, assim como faria se estivesse evitando redes sociais ou pornografia on-line. Diga em voz alta "Prefiro passar menos tempo jogando e mais tempo..." e ouça o que sai da sua boca.

Como já vimos em outros capítulos, a atividade física nos ocupa mais profundamente do que uma diversão puramente mental; então levante do sofá (ou da cadeira gamer) e comece a se mexer. Arrume a casa. Passe o aspirador de pó. Leve o cachorro para passear. Dê uma caminhada. Pratique algum esporte.

"Costumo jogar à noite", me contou Drake, "depois de chegar do trabalho ou da faculdade. É quando a maioria dos meus amigos está on-line. Mas bem ao lado da minha porta tenho um quadro branco listando tarefas alternativas. É muito fácil entrar em casa cansado e simplesmente ligar a TV. Mas esse quadro branco me lembra que tenho mais o que fazer. São atividades legais? Nem sempre, como lavar a louça ou pôr roupa na máquina de lavar. Mas algumas podem ser divertidas, como organizar minha estante, terminar um relatório ou trabalho acadêmico, continuar lendo o livro que está largado na mesa de cabeceira. Essa lista tenta combater o *grande* apelo do meu videogame que fica na sala de estar. Ela me ajuda a escolher outra coisa."

Faça dos jogos uma ocasião especial. Se possível, leve seu console para um cômodo pouco usado. Isso vai fazer com que jogar pareça uma atividade única, especial e mais respeitável do que um passatempo frívolo diário. Comprometa-se a jogar apenas nesse cômodo, mas não escolha o quarto de dormir. Você ficará tentado a ultrapassar seus limites de tempo se jogar na cama.*

Ensaie o momento de resistir à tentação. Você já montou uma lista de atividades alternativas, de modo que não precisa pensar no que fazer quando bater a vontade de jogar. Agora ensaie essa escolha. Pratique dizer "não" para jogos e "sim" para algo diferente. Ao fazer isso, você vivencia a renúncia e a consideração cuidadosa – você se torna o "eu observador" –, uma das técnicas da ACT. Com isso, você agirá conforme suas reflexões sobre o que estiver sentindo, e não conforme os sentimentos em si. Você se lembrará do seu objetivo maior: retomar o controle sobre seu tempo e sua produtividade.

Imagine o "momento da escolha" chegando. Onde é mais provável que você esteja? E o que estará fazendo? Não se limite a um diálogo interno; ensaie a situação como um ator num palco e fale consigo mesmo em voz alta. A estimulação sensorial fortalece a memória, aumentando sua chance de sucesso quando a hora chegar (e fale em voz alta nessa hora também).

Pense no motivo que o leva a jogar – e a jogar muito. Gamers são quase unânimes quanto a isso: jogam para reduzir o estresse e melhorar o humor. Mas o que faz você continuar jogando mesmo depois de obter o alívio que buscava? Reflita sobre essa questão e anote tudo que lhe vier à mente, sem filtros. Imagine-se num brainstorming. Pergunte-se, por exemplo:

- Como me sinto quando estou jogando?
- Como me sinto quando ganho?
- Como me sinto quando perco?
- Em que medida jogar videogame é diferente de praticar esportes ou ver um jogo na TV?
- Por que prefiro jogar a fazer outras coisas?
- Quanto tempo considero "saudável" gastar jogando? Por quê?
- Como me sinto ao perceber que não consigo parar de jogar quando quero?

---

* Essa dica não funciona se você joga no celular. Nesse caso, tente usar as estratégias que aprendemos para lidar com o apelo das redes sociais.

Refletir sobre essas perguntas e suas respostas pode ajudá-lo a recuperar o tempo que passa jogando. Pode oferecer insights específicos sobre suas motivações e revelar perspectivas que você talvez não tenha considerado antes. Buscar o autoaperfeiçoamento vai além de lidar com comportamentos indesejados. Se, durante o processo, você passar a se conhecer melhor, isso já será uma grande vitória.

Capítulo 16
CULTIVANDO A CRIATIVIDADE

ABRACADABRA

Mágica é um dos meus hobbies. Comecei a praticar ilusionismo quando ainda era adolescente e nunca mais parei. Embora goste de abrir meus seminários e palestras com um número de mágica para ilustrar o tema em questão, gosto mais ainda de estudar as técnicas e os "segredos" dessa arte sem igual.

Quando estudei matemática e física, aprendi um vasto catálogo de técnicas e princípios que poderia usar repetidamente em diversas situações. Mas, quando se trata de mágica, existem poucos princípios universais. Quase todo truque requer um método único. Por exemplo, a técnica de fazer uma moeda desaparecer serve apenas para isso e não muito mais. O mesmo vale para a técnica de fazer um objeto flutuar no ar, ler mentes ou serrar uma assistente ao meio. A ciência exige uma abordagem consistente, usada repetidas vezes; o ilusionismo exige um fluxo de ideias únicas usadas para um único propósito e, provavelmente, nada mais que isso. Para criar um truque de mágica, você precisa mergulhar num pensamento profundamente criativo, trilhando o próprio caminho e quase sempre pensando de um modo que ninguém jamais pensou.

Artistas que criam truques de mágica usam o cérebro de um jeito que a maioria das pessoas não tem criatividade suficiente para imaginar. Isso requer inventividade constante, pois cada truque é um novo quebra-cabeça, um novo desafio à engenhosidade da mente. Exige que o sistema dopaminérgico funcione a todo vapor.

COMO SER CRIATIVO SEM ESFORÇO

A criatividade é, sob muitos aspectos, um ato inconsciente, mas há coisas que podemos fazer para aumentá-la de maneira intencional.

Você já deve ter ouvido a frase "A vida é o que acontece enquanto você faz outros planos". Do mesmo modo, a criatividade é o que acontece quando você está fazendo outras coisas – e a dopamina tem tudo a ver com fazer coisas diferentes. É por isso que profissionais que dependem da criatividade costumam andar com um bloco de notas para cima e para baixo. Eles anotam um pensamento incomum sempre que lhes ocorre: um ponto de vista diferente para uma ideia antiga, uma nova associação de ideias, uma frase incomum, uma imagem provocativa, uma expressão marcante, uma palavra que soa estranha... E tudo isso surge espontaneamente. Eis como a criatividade costuma funcionar: a mente inconsciente classifica os estímulos de baixa relevância que existem dentro de nós, avaliando as combinações promissoras em busca de novidades e utilidades. Às vezes o resultado é claro, às vezes não. Pode ser que renda uma reflexão mais tarde. De todo modo, nossa mente realiza processamentos divergentes e convergentes em segundo plano, originando ideias que talvez sejam úteis.

Martelar o mesmo assunto na cabeça rende bem menos ideias originais do que deixar a mente divagar. O ilustrador e designer gráfico Christoph Niemann diz: "Detesto a ideia de não ter controle, mas a ausência de planejamento abre uma nova porta. É bem difícil, mas essa abordagem proporciona momentos mágicos."[1] Podemos invocar o "olhar disciplinado" de Dorothy Parker à vontade. É a mente selvagem que muitas vezes surge sem ser convidada. Pensadores criativos passam a vida esperando esses momentos.

Avanços não só na arte, mas também na ciência, na engenharia, na matemática e na linguística surgem quando mentes criativas seguem caminhos que ninguém mais seguiu. Desvios do caminho tradicional acontecem com mais frequência quando deixamos nossa mente perambular por outros assuntos – ironicamente, quando não estamos tentando ser criativos. Quando entendemos que a criatividade não segue roteiro nem cronograma, ficamos mais atentos a materiais úteis que aparecem e passamos a registrá-los – num bloco de notas, numa mensagem de texto, num e-mail ou em qualquer outro lugar. Ser criativo é tão importante quanto perceber a própria criatividade involuntária.

PRATIQUE!

Se um dia você estiver em Nova York e perguntar a um transeunte como se chega ao Carnegie Hall, talvez escute a seguinte gracinha: "Praticando bastante!"[2] No fim das contas, a criatividade é uma habilidade como jogar bola ou falar uma língua estrangeira: quanto mais você pratica, melhor se torna.

A criatividade se constrói na conexão. Isaac Newton conectou a aceleração de uma maçã caindo de uma árvore com as órbitas dos planetas ao redor do Sol. Charles Darwin desenvolveu a Teoria da Evolução conectando suas observações sobre a variação das espécies com as ideias de James Hutton sobre mudanças que ocorrem em escalas de tempo geológicas. Fazer conexões no mundo é algo que parece... bem, *conectado* às conexões cerebrais. Pesquisadores calculam a força dessas conexões neuronais medindo se a ativação de uma rede cerebral leva à ativação simultânea de outra. É como sacudir um fio para descobrir em que tomada ele está conectado.

Uma forma de testar a força dessas conexões neuronais é usando o Teste de Associação Remota, que mede até que ponto uma pessoa consegue fazer conexões entre palavras aparentemente aleatórias. Cada grupo de três palavras está relacionado a uma quarta, que deve ser adivinhada. Por exemplo: *dança/pouso/boliche* e *siri/sorvete/ferida*.*

Um grupo de neurocientistas descobriu que pessoas que obtêm notas altas em testes de criatividade e que são bem-sucedidas em áreas criativas têm fortes conexões entre três redes cerebrais.[3] Já estamos familiarizados com duas delas: as vias dopaminérgicas de desejo e controle. A terceira região é chamada de *rede de modo padrão*, que se ativa quando sonhamos acordados. Essas três redes provavelmente promovem a criatividade da seguinte maneira: primeiro, a rede de modo padrão produz devaneios. Sua forte conexão com o circuito do desejo comunica qualquer novidade que a dopamina esteja detectando, o que também pode se tornar parte de um

* As respostas corretas são "pista" e "casquinha".

devaneio. A via de controle avalia então as ideias resultantes e seleciona as que parecem mais úteis. Os pesquisadores estavam certos: fortes conexões geram grande criatividade. A ativação repetida dos circuitos cerebrais reforça as conexões entre eles. "Neurônios que disparam juntos permanecem juntos", foi como o psicólogo Donald Hebb descreveu o processo. É por isso que as coisas ficam mais fáceis à medida que praticamos – e isso inclui a criatividade. Outros cientistas confirmaram essa premissa ao estudar pessoas criativas. Descobriram que, quando pianistas profissionais improvisavam jazz, regiões específicas do córtex cerebral se iluminavam. E, quando mediram o nível de conectividade entre as regiões, descobriram que estava diretamente associado à quantidade de tempo que o pianista dedicava à prática da improvisação.

Ideias criativas muitas vezes parecem surgir do nada, mas realmente existe uma fonte. Elas vêm de regiões do cérebro que não podemos acessar diretamente. Ainda assim, podemos usá-las. Embora nem sempre consigamos encontrar uma solução criativa e imediata para um problema difícil, podemos fazer disso algo mais frequente. Basta praticar. Se fortalecermos as conexões neurais associadas à criatividade, aumentaremos nossa chance de sucesso.

Se quiser desenvolver sua capacidade criativa, faça algo criativo com mais frequência: desenhe, escreva histórias, resolva enigmas matemáticos, monte quebra-cabeças. Ao criar conexões cerebrais, você desenvolve sua capacidade criativa. Como diriam os nova-iorquinos engraçadinhos, para chegar ao seu destino, não pare de praticar.

REDECORE E RENOVE

Outro modo de desenvolver sua capacidade criativa é se cercar de inspiração.

Personalize seu escritório, estúdio ou espaço de trabalho. Pendure nas paredes coisas que o confortem e desafiem ao mesmo tempo. Fiz isso no meu escritório, que funciona numa antiga garagem. As paredes estão abarrotadas de quadros do chão ao teto. Ficam tão coladinhos que às vezes nem dá para ver o espaço entre eles. Tenho cerca de 200 objetos emoldurados, desde autógrafos e broches políticos antigos até pôsteres de filmes em tamanho real. Um dos meus bens mais preciosos é um pôster original do filme *Perdidos na noite*, com a classificação indicativa no canto inferior esquerdo. Também tenho autógrafos de Bob Dylan, Don Knotts, Robert De Niro e Vince Gilligan, e uma foto minha em frente ao Teatro Belasco, na Broadway, com Bryan Cranston, o ator que interpretou Walter White em *Breaking Bad*, seriado cujas questões morais sempre me cativam. Para onde quer que eu olhe, encontro uma lembrança feliz e uma rajada de inspiração oferecida por meus heróis criativos. Se eles seguiram seus sonhos, também posso seguir os meus. Todd Lubart, professor de psicologia na Universidade de Paris, disse que, embora todos nos inspiremos no mundo ao nosso redor, "algumas pessoas usam combustível de melhor qualidade".[4]

Explore o que você acha que não tem importância. Pessoas criativas não são exigentes; elas absorvem o que os outros ignoram, mesmo coisas que não parecem relevantes. Sempre aconselho aos meus alunos: "Se quiserem escrever melhor, estudem outro idioma. Leiam um artigo sobre um tema inusitado. Passem uma tarde no museu contemplando arte." É o que digo a você também. Pratique o pensamento divergente enquanto reabastece seu estoque de possíveis matérias-primas criativas. Examine o que você tem ignorado. Abra sua mente.

Aprecie a arte. Num estudo realizado na Coreia do Sul, pesquisadores pediram a voluntários que gerassem ideias criativas, como projetar um teclado de computador, nomear uma marca de macarrão ou descobrir novas formas de reciclagem. Aqueles que haviam contemplado obras de arte antes do exercício tiveram mais ideias, e essas ideias foram mais originais (ou seja, menos óbvias).[5] Há poder nas coisas belas.

Mergulhe na natureza. Embora as cidades exibam arquitetura criativa, arte de rua, anúncios dinâmicos e experiências dissonantes para nossos sentidos, são os ambientes naturais que mais parecem aumentar nossa criatividade.[6] Talvez a natureza restaure nossa capacidade de prestar atenção.[7] Isso é importante, pois induzir o pensamento divergente é cansativo. Após um tempo, perdemos energia. Mas passar algumas horas na natureza é bem menos desgastante e nos proporciona uma fonte diversa para novas ideias.

Uma vez que algo capta nosso interesse, prestar atenção fica mais fácil. Isso se chama *fascínio* e é o motivo pelo qual crianças com TDAH podem passar horas concentradas num videogame, mas se distraem da lição de casa após apenas alguns minutos. Todo tipo de fenômeno natural é inerentemente interessante para o ser humano, mas a natureza não monopoliza nossa atenção – podemos dizer que ela exerce um fascínio "leve", pois deixa espaço para reflexão e restaura nossas forças. O fascínio "pesado" por algo que nos absorve inteiramente é mais baseado na experiência do que na reflexão. A natureza não exige nossa concentração. É um estímulo familiar, delicado, que convida à reflexão, e esse é o caminho para novas perspectivas – para a criatividade.

Nem todo mundo mora perto de um parque, mas tudo bem. Experimente ouvir gravações de sons da natureza, como ventos e chuvas. Até mesmo imagens da natureza parecem influenciar a criatividade,[8] assim como as plantas.[9]

USE SEUS SONHOS

Aldous Huxley nos aconselhava a "sonhar de modo pragmático", ou seja, a adaptar até mesmo nossos maiores planos aos limites do possível. Mas a filosofia à qual a dopamina nos direciona é menos parecida com a de Huxley e mais semelhante à de George Bernard Shaw. Para ele, devemos "sonhar com coisas que nunca existiram" – uma especialidade da dopamina – "e dizer: 'por que não?'".*

Quando dormimos, nosso cérebro opera de forma diferente de quando estamos acordados. Os níveis das substâncias químicas A&A diminuem e a dopamina aumenta. Isso pode ser útil para quem está tentando ser mais criativo. Embora não fiquemos totalmente alheios aos nossos sentidos durante o sono, eles se tornam menos importantes para o processamento mental do que a dopamina, que pode, assim, fazer conexões ininterruptas entre o que já está na nossa mente ou escondido na nossa memória.

Para a maioria de nós, essa experiência livre com a dopamina é o mais próximo que chegaremos de vivenciar aspectos de uma doença mental. Sa-

* Shaw não disse isso de improviso. Trata-se de um diálogo presente em sua peça teatral *Volta a Matusalém*, de 1921, uma jornada de 300 páginas que vai desde a Criação bíblica até o ano 31920 d.C. A frase é dita por Satanás a Eva no Jardim do Éden, no primeiro terço da peça, que leva três noites para ser encenada. Com isso em mente, talvez devêssemos encará-la como um aviso, não como um incentivo.

bemos que isso é verdade porque, quando comparamos os sonhos de pessoas saudáveis com as histórias contadas por pessoas com doenças mentais graves, não vemos diferenças. Isso não surpreende, já que muitos dos caminhos da criatividade saudável também são ativados durante experiências esquizofrênicas. A arte, principalmente a música, está repleta de exemplos que resultaram de circuitos de dopamina superestimulados, tenham sido eles causados por doenças mentais, por drogas ou por uma combinação das duas coisas. Embora drogas sejam perigosas e doenças mentais causem sofrimento, elas podem produzir criações belas, incríveis e comoventes. Mas você não precisa ficar chapado nem transtornado para se estimular rumo à criatividade. Os sonhos podem inspirar qualquer pessoa.*

Os sonhos ocorrem ao longo da noite. O primeiro episódio geralmente se inicia cerca de 90 minutos após o adormecer. Os sonhos costumam conter elementos bizarros e irracionais, mas não é apenas sonhando que nossa mente adormecida gera ideias surreais. Isso também ocorre no período de transição entre a vigília e o sono. É nesse crepúsculo da consciência, chamado *hipnagogia*, que às vezes temos nossas melhores ideias.

À medida que divagamos, nossos pensamentos tendem a ficar confusos. A realidade se distorce e se confunde, misturando-se à nossa imaginação. A mente viaja de uma ideia para outra com mais fluidez, muitas vezes por caminhos irracionais. Se você tiver se concentrado numa atividade específica antes de dormir, pode ser que ela domine a experiência enquanto você adormece. É o que tem sido chamado de *efeito Tetris*, pois pessoas que jogam Tetris por longos períodos às vezes começam a pensar compulsivamente em como peças no mundo real podem se encaixar umas nas outras.

Caso você tenha martelado um problema na cabeça antes de dormir, talvez o estado hipnagógico produza pensamentos divergentes voltados para a solução desse problema. Só que normalmente esse estado passa despercebido. A exceção é quando acordamos no meio dele. O inventor americano Thomas Edison (que registrou mais de mil patentes) considerava esse estado

---

* Alguns transtornos mentais costumam ser associados a grande criatividade – mas não são almejáveis e precisam ser tratados. O sofrimento profundo atrelado às doenças mentais torna a criatividade mais difícil de ser exercida, não mais fácil. Mas há tratamentos disponíveis. Se for o seu caso, procure ajuda. Você vai se sentir melhor – e merece se sentir. Sua arte estará esperando por você do outro lado, ainda mais gratificante por estar sob seu controle.

tão produtivo que criou uma ótima estratégia para garantir que as ideias não lhe escapassem. Ele se acomodava numa poltrona confortável e fechava os olhos para dormir mantendo uma pesada bola de metal na mão. Os músculos relaxam no estado hipnagógico; então, quando Edson começava a adormecer, a bola caía no chão fazendo um barulho que o acordava. Isso lhe permitia anotar quaisquer ideias criativas que surgissem durante o estado hipnagógico. O pintor surrealista Salvador Dalí fazia algo semelhante usando uma chave pesada. Fica bem claro por que o estado dopaminérgico produzido pela hipnagogia tem grande valor para um surrealista.

Cientistas testaram essa estratégia em laboratório aplicando enigmas matemáticos a voluntários.[10] Todos os problemas podiam ser resolvidos mediante um método claro, mas trabalhoso. Só que também havia um jeito mais fácil de resolvê-los, embora bem menos óbvio. Após trabalhar nos problemas durante algum tempo, metade dos voluntários foi instruída a tirar um cochilo. Os cientistas monitoraram sua atividade cerebral para poder acordá-los durante o estado hipnagógico. Esses voluntários relataram visões estranhas que pareciam vagamente relacionadas à pesquisa – como "números dançantes, formas geométricas, o Coliseu de Roma e um cavalo num quarto de hospital".

Entre os voluntários que tiveram o cochilo interrompido, 83% encontraram a solução secreta para os enigmas, contra apenas 30% dos que permaneceram acordados. O efeito desaparecia se o voluntário tivesse permissão para cair num sono mais profundo. Uma das pesquisadoras comentou: "Nossas descobertas sugerem que existe um ponto ideal de criatividade durante o início do sono. Uma pequena janela que pode desaparecer se você acordar cedo demais ou dormir muito profundamente."

Entre aqueles que tiraram o cochilo e encontraram a solução mais fácil, o insight não ocorreu de maneira instantânea. Em geral, surgia depois que eles acordavam e passavam um tempo considerável pensando em cada problema, o que nos lembra que a sorte favorece os preparados. O sistema de dopamina do desejo não atende a comandos, mas as pesquisas sugerem que há maneiras de torná-la uma aliada.

Ao acordar de um sonho, você recupera a consciência ao mesmo tempo que a dopamina se torna a força mais poderosa no seu cérebro. Seu pensamento fica mais fluido, você pula de um tópico para outro, e a lógica perde importância. Esse pode ser o momento mais criativo do seu dia. O truque é recordar esses sonhos antes que desvaneçam. Para aproveitar esse tipo de criatividade, valorize os instantes logo após acordar, momentos que chamamos de "fendas entre os dois mundos" em *Dopamina: a molécula do desejo.*

Pouco antes de ir dormir, concentre-se profundamente no problema que deseja solucionar. O cérebro continua trabalhando enquanto dormimos. Ao pensar num problema enquanto adormece, você "atribui" a tarefa ao seu inconsciente – uma fonte poderosa de pensamento original e ideias novas. Sabe aquela solução que parece ter surgido do nada na sua cabeça? Foi produto de um processamento inconsciente. Dormir pensando no assunto é um modo de acessar esse poder.

Deixe um bloco de notas ao lado da cama. Ao acordar, escreva o que estiver em sua mente.

Anote na mesma hora. Não diga a si mesmo que vai se lembrar mais tarde, porque não vai. Quando seu cérebro fica meio desligado do pensamento consciente, sua memória também fica.

Não faça juízos de valor. Trate o fluxo de ideias como ele é: uma contribuição para o pensamento divergente.

Não tente entender logo o significado de tudo. O significado provavelmente é simbólico e metafórico. Analise-o mais tarde.

Esteja aberto ao improvável. Deixe a dopamina fazer o que faz de melhor.

NÃO ESPERE PELA AUTORIZAÇÃO DE ALGUÉM

Aprendemos no ensino fundamental que 2 mais 2 são 4, e sabemos que a resposta será 4 para sempre, em qualquer momento do dia. Você pode jurar que são 5, mas isso não fará a menor diferença. Só que, infelizmente, nem sempre os fatos têm tanta importância. O comediante John Mulaney brinca, com um fundo de verdade, que boa parte do ensino acadêmico "depende apenas da sua opinião". Segundo ele, você pode levantar a mão numa aula de literatura e dizer: "Acho que Emily Dickinson era lésbica", ao que o professor responderá: "Quase isso. Ganhou meio ponto."[11]

Quando se trata de prever quem será criativo, os pesquisadores se baseiam muito nesse critério do "meio ponto". Isso porque, em algumas áreas do "conhecimento", não há muitos fatos disponíveis – ou pelo menos não fatos úteis. Como sabemos mais sobre as características da criatividade do que sobre seu processo, os testes de potencial criativo costumam se resumir a inventários de qualidades subjetivas, muitas vezes baseadas em opiniões. Trata-se de uma abordagem limitada. Dizer "Tal pessoa não possui certos atributos, então é improvável que seja criativa" é como dizer "Tal carro não tem motor a gasolina, então é improvável que funcione". *Alguém aí já ouviu falar em carro elétrico?* Pensar em potencial criativo como uma série de itens a serem ticados num checklist não é boa ideia.

Vejamos um dos testes de pensamento criativo mais amplamente aceitos, o Teste de Torrance, que se concentra apenas no pensamento divergente. Apesar de não contemplar a fase de raciocínio, de pensamento convergente, o Teste de Torrance está entre os mais respeitados e usados no mundo. Ele avalia cinco competências:[12]

- *Fluência:* a criação de várias ideias relevantes a partir de uma ideia inicial
- *Originalidade:* a criação de ideias originais relativamente raras
- *Elaboração:* o desenvolvimento de ideias adicionais
- *Abstração de títulos:* a criação de ideias abstratas para transmitir a essência de uma categoria
- *Resistência à conclusão prematura:* o processamento consistente de novas ideias

Se você fizesse o teste e tivesse uma pontuação baixa em um ou mais desses itens, isso o desencorajaria de tentar ser criativo? Afinal, o teste foi formulado por especialistas. Eles devem saber do que estão falando, certo? Mas calma – antes de concluir que você não é criativo, pense no seguinte: versões anteriores do teste mediam apenas quatro dessas competências. Talvez você fosse qualificado como "criativo" numa versão anterior e ficasse feliz da vida com o resultado, mas escolheu fazer justo a mais recente. Que coisa...

Bem, então veja como se sai em outros testes. Há muitos deles, como os 34 itens de "sim ou não" do Inventário Biográfico de Comportamentos Criativos; o Inventário de Produtos Criativos e suas categorias de Geração,

Reformulação, Originalidade, Relevância, Hedonismo,* Complexidade e Condensação; e a Escala Semântica de Produtos Criativos, com seus três eixos de Novidade, Resolução e Elaboração e Síntese. Ah, e não se esqueça de providenciar um lápis extra, porque educadores e psicólogos também avaliam a criatividade com um teste de inteligência, como o Stanford-Binet.

Sem dúvida, esses testes são ferramentas investigativas válidas. Medem o que se propõem a medir e o fazem com precisão. O problema está na palavra *criatividade* – um conceito muito além da nossa imaginação, grande demais, multidimensional demais para ser resumido em números, pelo menos *neste momento da história*. O cérebro, sob muitos aspectos, permanece um mistério, e a criatividade é um processo particularmente difícil de ser quantificado.

A beleza da criatividade é ser infinitamente flexível em aparência e definição. Isso é uma boa notícia para quem a aprecia, mas um entrave para quem pretende medi-la.

A questão é a seguinte: comece a ser criativo agora mesmo. Não espere pela validação de algum teste ou, Deus nos livre, de um "especialista". A capacidade de ser criativo está em cada um de nós. Requer apenas ser cultivada e posta em prática.

Como professor universitário, conheço muita gente que acha que só pode começar a fazer o que deseja se estiver munida de uma autorização formal. Isso pode valer para engenheiros elétricos, mas não para aspirantes a pintor, músico, escritor, comediante, filósofo, paisagista... Fico triste ao conhecer pessoas que precisam de validação externa para buscar a vida criativa que almejam. Para cada grande cantor preparado por anos de treinamento clássico, há dezenas de outros que se tornaram bons por diversão. Para cada romancista que passou alguns semestres num curso de escrita criativa, há centenas que decidiram escrever em vez de simplesmente ler; eles abriram o Word e começaram a preencher as páginas. Estudo formal é bom, mas não é necessário. A criatividade, em si, já está dentro de você.

Se você quer ser criativo, é porque acha que será divertido. Isso já é motivo suficiente para começar. Se, por outro lado, achar que não nasceu para

* Hedonismo é a análise ética da relação entre dever e prazer. É também o ramo da psicologia que estuda as sensações agradáveis ou desagradáveis.

a criatividade, então pode ter certeza de que um certificado não vai mudar a maneira como você se vê. Eu, por exemplo, toco violão porque gosto, não porque seja bom nisso. A criatividade é prazerosa a despeito de quão bom você é no início. O que importa não é o dom, mas a vontade de criar.

ENTRANDO NUM ESTADO DE ESPÍRITO CRIATIVO

Talvez você conheça a citação "Qualquer tecnologia suficientemente avançada é indistinguível da magia".[13] O mesmo se aplica ao poder criativo. A criatividade é o produto de circuitos dopaminérgicos no cérebro, em grande parte ocultos e quase inescrutáveis. A inspiração chega sem convite e sem aviso, como se fosse uma bênção do universo. Mesmo quando entendemos a neurociência por trás desse processo, permanece a sensação de termos vivenciado um milagre. A boa notícia é que já entendemos a criatividade bem o bastante para tornar os milagres mais prováveis.

Tudo começa ao se cultivar um estado mental favorável. Devemos usar o consciente para deixar o inconsciente a par do que deve ser levado em consideração: nossas preferências, nossos limites, nossas carências e habilidades, nossos objetivos de curto e longo prazo, aquilo que estamos dispostos a aceitar. A partir daí, o processo criativo prossegue como uma especulação sobre o futuro impulsionada pela dopamina, usando todos os blocos de construção do A&A. Em resumo: nossa capacidade de imaginar criativamente o futuro depende da nossa capacidade de interagir com o presente. Olhamos para o que *é* e vemos o que *pode ser*. Encontramos ordem na desordem. É assim que a humanidade adquire o que não tinha antes: percepções, técnicas e tecnologias novas, que podem ser extremamente valiosas e, muitas vezes, transformadoras.

Para ser mais criativo, lembre que coletar e analisar ideias são duas fases diferentes, e expanda seu arsenal de habilidades. Os métodos sugeridos neste capítulo podem ser facilmente incorporados à sua rotina. Ao contrário de algumas técnicas que aprendemos ao longo do livro para lidar com outros assuntos, os exercícios que desenvolvem a criatividade são quase todos fáceis e divertidos. A maneira mais eficaz de se tornar criativo é tentar pensar fora da caixa em tudo que você fizer.

Dê tudo de si. Louis Pasteur, o cientista que descobriu os princípios da vacinação, proferiu uma frase que ficou famosa: "O acaso sempre favorece a mente preparada." Ideias originais não surgem do nada; nascem da vitalidade e de uma mente repleta de fatos e conhecimentos. É o que chamamos de "sorte dos diligentes".[14] Portanto, quando estiver aprendendo algo novo, não aprenda pela metade; aprenda por completo. E, quando estiver fazendo qualquer trabalho, não se esforce pela metade; dê tudo de si.

Procure pelo diferente, incomum ou inesperado. Nosso senso de relevância nos afasta de qualquer coisa que não pareça muito útil, mas podemos superar esse hábito. Acolher o aqui e agora envolve avaliar conscientemente as coisas ao redor, sobretudo aquilo que normalmente ignoramos. Então comece a procurá-las. Pare de ignorar ideias que fogem do escopo esperado. Um dos motivos pelos quais a sorte favorece os ousados é que é preciso ter ousadia, ou pelo menos confiança, para extrair ideias de qualquer fonte.

Pense em novas utilidades para objetos comuns. Isso pode fortalecer as conexões entre diversas regiões do cérebro e tornar você mais criativo.

De vez em quando, faça várias coisas ao mesmo tempo. Já vimos que alternar tarefas nos liberta da fixação cognitiva. E isso é mais eficaz quando a alternância é programada, e não espontânea. Trata-se de uma abordagem que pode nos tirar do óbvio e nos abrir para novos hábitos - e, com sorte, para novos e criativos insights.

Mude de lado. Artistas turbinam a criatividade ao desenvolver seu raciocínio lógico, e pessoas pragmáticas turbinam a criatividade ao apreciar o que parece subjetivo. Muitas vezes, existe uma ordem requintada dentro do caos e uma beleza complexa dentro da ordem.

Reserve momentos para sua mente divagar. Deixar a mente correr solta é como dormir acordado. É nessa hora que a dopamina tem mais poder, e o excesso de estímulos A&As dá uma trégua. É quando as ideias criativas têm mais probabilidade de surgir. Faça algo sem motivo específico ou uma tarefa que não exija esforço, como organizar seus e-mails ou suas gavetas. Quanto mais você fizer isso, mais seu lado criativo se alimentará das informações que você obteve ao longo do dia.

A criatividade surge de uma vida interior rica. E a única pessoa que pode desenvolver sua mente dessa maneira é você.

CONCLUSÃO

QUERER MAIS NÃO BASTA

APRENDENDO A VIVER

A emoção de querer alguma coisa e a decepção que sentimos depois que a conseguimos definem nossa vida. A expectativa e a sensação de vazio – sentimentos aparentemente inseparáveis – resumem a experiência perpetuamente frustrante da busca pela dopamina.

A vitória é passageira, e a expectativa sempre supera o resultado. É por isso que, para cada uma de nossas buscas – romance, carreira, bens materiais, prazeres imediatos, conquistas de longo prazo –, buscamos maneiras de mitigar a expectativa e diminuir a decepção. É para isso que serve este livro. Precisamos aprender a viver de modo mais feliz e construtivo.

Mas há um problema maior. Um ciclo de dopamina pode se desenrolar ao longo de segundos, minutos, dias ou semanas, mas sempre reflete a experiência mais ampla de se estar vivo. Ao longo de anos de buscas e conquistas, começamos a nos questionar: *Por que estamos aqui? É só isso?*

Deveria haver uma solução melhor do que buscar conforto momentâneo, encontrar distrações ou fingir que entender o funcionamento do cérebro nos alivia de um vazio existencial.

Existe alguma verdade inspiradora por trás do que fazemos com nossos dias? Qual é o propósito, afinal, daquele tão esperado futuro? Qual é o *nosso* propósito?

Que tal encontrarmos uma resposta para isso?

O SOM DE UM DIAPASÃO TOCANDO NUMA ESTRELA

A MARAVILHOSA E COMPLICADA ESPERANÇA

Seu coração batia cada vez mais rápido enquanto o rosto claro de Daisy se aproximava do seu. Ele sabia que, quando beijasse aquela garota e unisse para sempre suas visões indescritíveis àquele hálito perecível, sua mente nunca mais se agitaria como a mente de Deus. Portanto esperou, ouvindo por mais um momento o diapasão que tocara numa estrela. Depois a beijou.

\- F. Scott Fitzgerald, *O grande Gatsby*

O que acontece quando *visões indescritíveis* dão lugar a um *hálito perecível*? Fitzgerald sabia a resposta, afinal escreveu um livro inteiro sobre isso. Apostamos nossos sonhos sob a promessa de uma realidade perfeita, mas no fundo sabemos que é um negócio arriscado. Gatsby seguiu em frente mesmo assim, parando apenas para saborear a expectativa uma última vez, *ouvindo por mais um momento o diapasão que tocara numa estrela.*

Não dá para comparar o que temos nas mãos com aquilo que idealizamos, mas sempre caímos nessa cilada.

A esperança, como dizem, é a última que morre. Nós a carregamos dentro de nós e, quando fraquejamos, somos carregados por ela. A esperança nos leva em direção ao que queremos, mas precisa nos deixar aquém do objetivo – pois o objetivo da esperança não é *ter*. A esperança é o combustível que nos leva até o destino, nada mais que isso. Ela nos impulsiona, nos encoraja a acreditar que a perfeição está ao nosso alcance – ao contrário da realidade, que é corpórea e, portanto, finita e inferior. A esperança é a glória do talvez. A posse – a realidade – é o fim de tudo isso. Ao possuir o que desejou, você depara com a diferença entre o que *é* e o que *poderia ser*. Se sua mente se agitar de novo como a mente de Deus, você terá que recomeçar, talvez com o desejo anterior, talvez com outro.

E você fará isso.

Somos obrigados a olhar para a frente; nossa mente é prisioneira da biologia. Somos tolos, enganados pela perfeição cintilante de uma estrela, distante demais para ser tocada. E corremos em direção a ela, pois é isso que nos leva ao amanhã. Outra Daisy inspirará visões gloriosas e indescritíveis. Então ela chegará, e degustaremos seu rosto claro que se ergue em direção ao nosso, e pensaremos no custo daquele beijo. Mas não pensaremos de verdade, pois alimentaremos aquela ridícula esperança – *esperança* – de que dessa vez a realidade será igual à imaginação. Vislumbraremos uma possibilidade, e isso bastará para nos convencer, de novo, a trocar nossas visões indescritíveis por um hálito perecível. Mas a transação será bem diferente do que havíamos imaginado. Cairemos na cilada mais uma vez. E não serão necessárias muitas decepções desse tipo para nos tornarmos cínicos, questionando o significado disso tudo.

Mas saiba que existe um caminho para nos sentirmos satisfeitos. Não é difícil, mas exige autodisciplina para dar sentido aos nossos esforços diários, inclusive quando nos debatemos entre os apelos da esperança e as dores da realidade. Primeiro, precisamos identificar as virtudes que consideramos maiores que nossos próprios desejos. Depois (e essa é a parte mais desafiadora), temos que escolher ações e reações que estejam alinhadas a esses grandes propósitos. Se fizermos isso, encontraremos sentido nas nossas batalhas e, portanto, na nossa vida. Podemos usar nossas escolhas para promover não apenas *mais*, e sim algo *melhor*, um ponto no horizonte que seja importante para nós e para a humanidade. Assim descobriremos alegria no que, agora, vemos como um mero ciclo de *yin* e *yang* que oferece satisfação apenas pelo tempo necessário para descobrirmos que não estamos satisfeitos. "Eu estava dentro e fora, simultaneamente encantado e repelido pela inesgotável variedade da vida", diz o narrador de *Gatsby*, Nick Carraway. Mas quando identificamos um propósito maior, um propósito que escolhemos, injetamos significado no que, de outra forma, seria insignificante. Esse é o caminho.

BARCOS CONTRA A CORRENTE

Não há retrato mais comovente, poético e deprimente da ambição como saída para o vazio do que *O grande Gatsby*. Nascido na classe média, o escritor americano F. Scott Fitzgerald ascendeu a uma alta posição social, em parte por seu namoro com uma herdeira de Chicago, Ginevra King (provável inspiração para a personagem Daisy Buchanan), e depois por seu casamento com Zelda Sayre, uma jovem sulista rica que ele conheceu quando estava no Exército. Durante mais de uma década, Fitzgerald viveu uma vida de luxo, desfrutando de sua reputação literária e viajando de um lado para outro na Europa, enquanto pelejava como louco para pagar as contas com seus escritos. Vivia na fartura ou na fome, sempre em busca do próximo cheque. Terminou *Gatsby* em outubro de 1924, quando esticava cada dólar que tinha para se manter na Riviera Francesa. (Ele tinha feito um excelente negócio: o casarão que alugou custava 79 dólares por mês, cerca de 1.300 dólares hoje.) Partiu de lá da mesma forma que chegara: quase sem nenhum tostão no banco. Uma das primeiras coisas que escreveu ao voltar para os Estados Unidos foi um artigo para o *The Saturday Evening Post* chamado "Como viver com praticamente nada por ano".

A constante incerteza financeira provavelmente o deixava deprimido e motivado ao mesmo tempo. Ele sabia como funcionava o mercado literário. Quando sua arte atendia ao gosto do público, as recompensas e o reconhecimento cultural fluíam. Mesmo assim, ao que parecia, ele nunca parava de trabalhar por tempo suficiente para desfrutar dos louros de seus esforços ou para refletir e recalcular sua rota após uma conquista. Em seu famoso romance, Fitzgerald descreveu uma pequena luz verde no cais de Daisy como uma promessa e uma mentira – alguma coisa que desejamos de todo o coração, que podemos perseguir sem nem mesmo saber o que é nem o que faremos com ela quando a obtivermos. Um sinal que nos chama para a felicidade suprema – que, segundo Fitzgerald, não existe. Como afirma Nick Carraway no desfecho da obra:

> *Gatsby acreditara na luzinha verde, naquele futuro orgiástico que ano após ano se afasta de nós. O futuro já nos iludiu tantas vezes, mas não importa... Amanhã correremos mais depressa e esticaremos nossos braços um pouco mais além até que, numa bela manhã...*
>
> *E assim nós prosseguimos, barcos contra a corrente, arrastados incessantemente de volta ao passado.*

Por mais encantadora que seja essa famosa passagem, ela representa apenas um niilismo embelezado – uma exibição da dor, uma "guerra bonita", como escreveu o compositor Jeff Tweedy. Essa forma de viver não passa de preguiça. Você pode arregaçar as mangas e penar para encontrar significado ou pode simplesmente posar para uma foto ao lado da dor. É como se Fitzgerald confundisse desesperança com nobreza. Será que ele nunca olhou ao redor enquanto prosperava em seu próprio mundo? Nunca pensou que uma vida inteira de vitórias e derrotas poderia levar a algo?

Nossa sequência de vitórias e derrotas nos deixa insatisfeitos, é claro. Mas rotular a experiência humana de "fracasso sistêmico" é um completo equívoco, embora sirva para transformar o óbvio em poesia. Quando conseguimos o que queremos, não paramos de viver de um jeito para começar a viver de outro. Quando conseguimos o prêmio que buscávamos, nos cansamos dele bem rápido. Uma criança na manhã de Natal só quer saber do seu novo brinquedo; no dia seguinte, vai perguntar sobre o próximo presente. O que precisamos é de um propósito que unifique tudo isso.

A questão é a seguinte: buscar significado mediante conquistas cotidianas nos trará felicidade ao longo do caminho e, se nossas conquistas visarem a um propósito maior, nenhuma delas nos levará de volta ao vazio. Merecemos sentir prazer no que fazemos de melhor: aprender, nos esforçar bravamente, nos aperfeiçoar com nossos erros e falhas – pois fazemos tudo isso por motivos que vão além do nosso conforto. Dessa maneira, o próprio esforço adquire valor. E graças a Deus por isso, porque nos esforçamos na maior parte do tempo. Não devemos apenas viver, mas também apreciar a vida enquanto avançamos rumo a um objetivo maior, melhor e mais duradouro. É isso.

A felicidade é um prazer momentâneo. A realização é um senso de propósito que permeia toda a vida. A felicidade é a alegria de viver o aqui e agora. A realização é a alegria de saber que há mais do que o aqui e agora – não é um mero otimismo, mas a confiança, até mesmo a certeza, de que estamos criando algo de valor duradouro. Tendemos a acreditar que a vida é uma escolha entre uma coisa e outra: felicidade agora e decepção depois; ou sofrimento agora e realização depois. No nível biológico, que discutimos tantas páginas atrás, parece que felicidade e realização são coisas opostas – e são mesmo. Mas não precisa ser assim. Há um modo de viver muito mais rico do que imaginamos, e ele surge quando fazemos escolhas que levem a felicidade e a realização a trabalhar juntas.

E digo mais: é impossível experimentar a felicidade por muito tempo sem realização. A vida é mais intensa quando ambas estão presentes.

UMA LIÇÃO DO MEU PAI

Uma vida com propósito nos faz lidar melhor com a dor.

Durante toda a vida adulta, meu pai foi um pregador rural cujo apelo atrás do púlpito vinha de uma combinação inata de carisma e veia poética. Ele era amado por suas congregações. Mas na metade da carreira passou por uma crise de fé e deixou o ministério. Durante cinco anos, foi motorista de um serviço particular de ambulâncias. Numa época pré-celular, todas as chamadas eram feitas para um telefone fixo que tocava no escritório e em nossa casa, e que precisava ser monitorado 24 horas por dia. Quando meu pai estava em casa, precisava ficar perto do telefone para ouvi-lo tocar. Isso restringia bastante nossa liberdade de ir a qualquer lugar além do quintal, mas acho que meu pai não se incomodava com isso. Estava isolado do mundo.

O mesmo telefone também servia à funerária, prática comum na época. Tínhamos dois carros funerários e, para transformar um deles em ambulância, meu pai prendeu no teto uma lâmpada piscante de luz vermelha. Quando eu tinha uns 8 anos, fiz ao meu pai uma pergunta macabra: já que a funerária ganhava dinheiro com funerais, não seria suspeito que ela se dispusesse a salvar a vida dos clientes levando-os ao hospital a tempo? Ele me explicou que, embora algumas pessoas valorizem mais o lucro do que a vida, um ser humano decente não faz isso. Cabe a cada um de nós fazer a coisa certa quando ninguém mais está olhando.

Esse foi um dos meus primeiros ensinamentos de "gente grande". Embora na época não conseguisse expressar com essas palavras, aprendi que uma vida significativa deve ser mais do que uma série de transações em busca de recompensas momentâneas.

O ARCO DO UNIVERSO DEPENDE DE VOCÊ

Nem moralidade nem significado são inerentes à natureza das coisas.

Ao contrário do que afirmou Martin Luther King, o arco do universo não se inclina para a justiça. Inclina-se para o bem-estar pessoal e para o caos. Bondade, ordem e gentileza surgem por uma única razão: porque decidimos fazer coisas boas para os outros, às vezes com grande sacrifício pessoal. Fazemos isso a despeito da entropia preguiçosa da natureza humana e, dessa maneira, nos apegamos mais fortemente à comunidade e à humanidade – ou, como diria meu pai no púlpito, incutimos alguma virtude em nós mesmos. Isso, ele me disse, é a coisa mais sábia a se fazer na vida, um atributo divino.

E o que tudo isso tem a ver com o assunto deste livro? Bem, quando nos esforçamos a serviço das virtudes que mais valorizamos, normalmente desfrutamos de um prazer não apenas momentâneo, mas também de longo prazo. Esse é o tipo de felicidade – tanto aristotélica quanto moderna – que nos ampara. E é a única felicidade sustentável ao longo dos anos. A busca por significado nos dá forças para perseverar, para nos entregarmos e, finalmente, para enfrentar o fim da vida.

O que causou a crise de fé no meu pai foi a perda de um filho durante o parto. Papai sofreu um duro golpe em seu senso de identidade; isso destruiu uma das vigas que sustentavam o sentido da sua vida. Não posso afirmar com certeza, mas eis o que acho que aconteceu em seguida: ele precisou passar cinco anos dirigindo sozinho aquela ambulância para perceber que o sofrimento está tão imbuído na vida que não conseguimos viver tempo suficiente para nos acostumarmos a ele. Papai sabia disso porque tentou. Passou meia década focado na parte mais dolorosa daquele mundo rural onde vivíamos, correndo em direção a acidentes de carro, infartos, esfaqueamentos e mortes desoladoras. Ele até tentou renegar a própria família, concentrando-se num telefone. Por fim, percebeu que nada disso amenizava a perda do seu bebê. Ele faleceu antes que eu pudesse questioná-lo sobre tudo isso, mas acho que ele teria dito: *Não podemos acabar com a dor, mas podemos encontrar um lugar para ela*. O sofrimento profundo nos oferece uma escolha binária: usá-lo para o bem ou ser consumidos por ele. Não há meio-termo, e só há uma saída construtiva: permitir que a dor nos lembre de direcionar nossa atenção para fora em vez de para dentro. Meu pai passou cinco anos numa abordagem equivocada antes de retornar ao caminho certo, quando voltou ao púlpito para olhar menos para si mesmo e mais para os outros, como antes.

O grande teólogo holandês Henri Nouwen resumiu o assunto com as seguintes palavras: "Nós, seres humanos, podemos sofrer imensas privações com grande firmeza, mas, quando sentimos que não temos mais nada a oferecer a ninguém, rapidamente perdemos o controle da vida."[1]

Quando se trata dos problemas relacionados a amor, sexo, ambição e coisas assim, a ideia não é transcendê-los, mas vivenciá-los, compreendendo que fazem parte da vida e usando essa compreensão para fazer o bem. Para sobreviver, crescer e até prosperar durante cada provação e cada obstáculo, você não deve se concentrar no galho, mas retornar implacavelmente à raiz, que é o significado. Se quiser permanecer satisfeito, e até mesmo feliz, a longo prazo, você precisa considerar o pleno significado da vida e encontrar um modo de articulá-lo para poder dizê-lo em voz alta e aplicá-lo em todas as situações.

Isso nos leva de volta ao início, à busca pela dopamina e aos nossos objetivos: o objetivo fácil do prazer momentâneo e o objetivo ilusório da satisfação a longo prazo. Quando o significado faz parte desse ciclo, a experiência emocional se transforma. Cada vitória numa busca inspirada pela dopamina nos proporciona três coisas: nos ajuda a infundir propósito nos desafios seguintes; fortalece nosso propósito maior, de toda a vida; e nos faz refletir sobre a riqueza que estamos construindo – a alegria e a satisfação que sentimos no esforço. Dessa forma desfrutamos a vida com mais consistência e aproveitamos cada momento com mais profundidade. O que me leva à lição mais reconfortante que aprendi.

Meu primo, colega de faculdade e amigo próximo Kent Northcutt morreu de complicações do diabetes aos 38 anos. Deixou esposa, três filhos pequenos, uma boa carreira e amigos desolados, que compareceram ao seu velório em tal número que lotaram a enorme igreja da cidade e transbordaram para a rua. Naquele dia, um pastor, Chris White, disse algo que sempre retorna à minha mente. Ele disse que não conseguimos nos lembrar de todos os instantes que passamos uns com os outros, mas tudo bem, porque esses instantes "aconteceram, de qualquer maneira". Não compartilhamos momentos para serem lembrados mais tarde; compartilhamos para aproveitar a experiência de se estar vivo. Aproveite também. Esse é um tipo particularmente especial de riqueza.

UMA ANTIGA ABORDAGEM PARA ENCONTRAR SIGNIFICADO NA VIDA

Segundo Aristóteles, o prazer não é um estado de espírito – ele surge quando estamos realizando algo, e não apenas vivendo. Essa experiência é mais intensa quando fazemos algo que fazemos bem. E isso faz sentido. Não vou sentir muito prazer desenhando porque não levo jeito para isso, mas sentirei um enorme prazer jogando gamão porque gosto da estratégia e do desafio do jogo, mesmo quando perco. Mas o que significa levar jeito para alguma coisa? Significa que somos habilidosos numa tarefa específica ou que apreciamos o esforço necessário para adquirir essa habilidade. (Aristóteles também associou o aprendizado ao prazer.)

Mas ainda falta um elemento: se eu me entregar profundamente a uma atividade, ela também deve ter um objetivo maior. Será que o gamão poderia se alinhar ao meu propósito de vida? Poderia, se ele me tornasse melhor em estratégia e pensamento crítico. Consideremos agora conexões mais óbvias. Se eu tiver aptidão para a engenharia, o tempo que vou gastar sendo engenheiro não só me trará felicidade como produzirá algo útil para outras pessoas. Se eu tiver aptidão para ser bombeiro hidráulico, terei prazer em exercer meu ofício e, ao mesmo tempo, facilitarei a vida de pessoas com problemas de encanamento em suas casas.

Assim, os resultados da minha "busca pela felicidade"* se transformam em algo mais robusto e duradouro do que diversão – o que é um ótimo resultado, considerando que o objetivo original era apenas passar o tempo fazendo algo agradável ou lucrativo. Ao seguirmos nossas aptidões, criamos valor para os outros. Isso, por sua vez, nos faz sentir que nossa vida tem significado – que tem um impacto positivo que vai além de nós mesmos. E é assim que a grande ideia de Aristóteles se aplica ao problema da busca por dopamina: prazer e significado só podem ser vivenciados de verdade se estiverem interligados.

Então o que podemos fazer para tornar isso realidade?

Para criarmos uma vida com significado, prazer e paz – uma vida de *felicidade* –, devemos, segundo Aristóteles, encontrar os prazeres *apropriados* para a nossa vida. Com "apropriados", ele se referiu a quaisquer atividades prazerosas que elevem nossas *virtudes*: qualidades de caráter ou hábitos morais que funcionem como um guia para nós, como uma bússola para nossa ação e reação. Dessa forma, evoluímos para fazer o melhor de forma mais reflexiva. Também nos libertamos da necessidade de enfrentar cada desafio à medida que surge e de refletir sobre as mesmas questões repetidamente.

Aristóteles propôs quatro virtudes primárias: **sabedoria**, para identificar a coisa certa a se fazer; **justiça**, para lidar com outras pessoas de maneira íntegra; **temperança**, para evitar os extremos da autoindulgência na busca pelo prazer; e **coragem**, para fazer a coisa certa mesmo quando sentimos medo.

Aristóteles decidiu que a primeira virtude que buscaria seria a sabedoria. Com isso, obteve não apenas o prazer da busca, mas também significado, já

---

* Da Declaração de Independência dos Estados Unidos: "Consideramos estas verdades como evidentes por si mesmas, que todos os homens são criados iguais, dotados pelo Criador de certos direitos inalienáveis, entre eles a vida, a liberdade e a busca pela felicidade." Thomas Jefferson tomou emprestada a frase do filósofo político John Locke, que foi muito influenciado por Aristóteles e usou a palavra "felicidade" no sentido aristotélico de busca por um propósito. Hoje, quando ouvimos falar em "busca pela felicidade", tendemos a encarar isso como uma mensagem do passado nos lembrando que temos o direito de nos divertir. Neste livro também uso a palavra "felicidade" para me referir ao prazer momentâneo. Mas Locke e Jefferson estavam se referindo à afirmação de Aristóteles segundo a qual uma vida significativa, *feliz*, é aquela em que agimos com prazer para promover a virtude.

que pôde compartilhar sua sabedoria com os outros, cumprindo seu propósito maior. Sendo filósofo, não teve dificuldade para escolher a sabedoria como virtude primária. Já nós temos algumas reflexões a fazer.

O que você considera virtuoso? Quais são os propósitos altruístas que você mais admira? Não costumamos pensar profundamente sobre isso. Quando pensamos, não é por vontade própria, mas porque estamos reagindo a algo. Na maioria das vezes escolhemos um caminho entre as opções oferecidas por nossa família, nossos amigos, nossa cultura ou religião – pegamos opiniões emprestadas de alguém em vez de encontrá-las em nós mesmos. Mas, para viver uma vida com um significado que tenha importância para nós, devemos escolher com propósito, abraçando nossa escolha plena e sinceramente. Precisamos de uma resposta convincente para o *porquê* da virtude que escolhemos. Esse é o momento em que religião, filosofia, psicologia, política e experiência pessoal colidem, e só você pode extrair o que deseja disso tudo. Quais são os pilares da sua visão de mundo? Que virtudes você considera princípios básicos para fazer escolhas em sua vida?

Ao escolher as virtudes que serão seus objetivos, você se equipa para encontrar significado num número maior de ações. Aristóteles disse que devemos começar com o que fazemos de melhor, pois isso nos garante entusiasmo e motivação. A partir daí, podemos buscar outras atividades que promovam nosso propósito. Sempre teremos obrigações que nos desviam desse caminho ideal; no entanto, se começarmos pelas atividades que nos dão prazer e ao mesmo tempo potencializam nossas habilidades e virtudes, nos sentiremos realizados não só agora, mas ao longo da vida.

A dopamina nos atrai para o prazer imediato, e as ferramentas apresentadas neste livro servem para que você reaja a isso. Mas, sozinhas, essas técnicas não são capazes de lhe proporcionar uma satisfação consistente ao longo dos anos. O que importa é o significado por trás de tudo. Suas escolhas devem mostrar que você está buscando um valor além de si mesmo, além do prazer por si só. Lembre-se de que a dopamina promete prazer, não significado. Somente nós, com nossa capacidade de amar, damos significado ao universo indiferente – mas precisamos encontrar esse significado atribuindo aos nossos dias algo além de nós: sabedoria, justiça, temperança e coragem, ou um deus que nos desperte tudo isso.

Só assim lembraremos que o prazer é uma experiência breve, não um propósito único para a vida. Seguiremos pela vida *rumo* ao significado *através* de atividades que nos proporcionem um prazer apropriado. Em vez de uma série de desejos, sucessos e decepções, nossa vida se tornará uma jornada na qual o prazer será dotado de valor, pois o usaremos para identificar o que fazer e como beneficiar a nós mesmos e os outros. Quando pensamos intencionalmente sobre nossas aspirações, fazemos escolhas diárias mais alinhadas às virtudes que almejamos – não de um jeito perfeito ou completo, mas de um jeito melhor.

Assim, estaremos o mais perto possível daquilo que buscamos inicialmente: o tão sonhado *mais*.

TENTE ESTAR VIVO

Em *Gatsby*, Fitzgerald sugere que aceitemos que a vida não tem sentido e sigamos em frente. Não faça isso, pois seria abraçar a escuridão. O psiquiatra Viktor Frankl resumiu a questão da seguinte maneira: "O que o ser humano realmente precisa não é viver uma vida sem tensão, mas se esforçar e lutar por algum objetivo que lhe seja digno."[2] Esse caminho melhor, estabelecido pela primeira vez por um talentoso pensador grego 300 anos antes do nascimento de Cristo, foi atualizado para a era moderna pelo Dr. Frankl e é a resposta para a pergunta gravada em cada coração humano.

Comece identificando as virtudes que considera mais importantes. Não precisa partir do zero, pois você não vai descobrir nada que já não se encontre na religião, na filosofia ou na história. Estude essas virtudes. Encontre o que mais toca o seu íntimo. Depois declare com clareza e em linguagem simples o que você escolheu fazer: honrar seu deus, servir ao próximo, buscar a beleza, demonstrar misericórdia. Talvez todas essas coisas; talvez algumas delas; talvez algo diferente. Escolha com cuidado, pois você estará declarando que essas prioridades são os alicerces de uma vida que vale a pena ser vivida: a sua vida.

Depois, descubra quais são as coisas que você faz bem e, entre elas, quais lhe trazem mais alegria. Pergunte a si mesmo como cada uma delas pode promover suas mais elevadas aspirações. A conexão não precisa ser óbvia.

O importante é que sua escolha permita que você incentive a si mesmo – e incentive o mundo – a buscar algo melhor. Dessa forma, a atração da dopamina pelo amanhã será agradável, permanecerá em equilíbrio com a alegria de viver o aqui e agora e estará direcionada, de modo geral, àquilo que você decidiu ser o propósito maior da sua vida.

Não pense que reorientar sua vida será uma tarefa fácil ou rápida, porque não será uma coisa nem outra. Mas vá em frente mesmo assim.

Rejeite o niilismo sem rumo da era moderna, uma hipocrisia intelectual que apenas encobre a necessidade fundamentalmente humana de significado. Em vez disso, abrace o que você sempre soube ser verdade: aquilo que o coração humano anseia só é real e alcançável quando alinhado a um propósito – um significado que enriqueça sua vida, a vida das pessoas ao seu redor e das pessoas que o seguirão.

Haverá sofrimento, mas que vida não é assim? Ter um propósito não é o caminho perfeito, mas é a melhor opção disponível para seres imperfeitos como nós. Pelo menos poderemos confiar no caráter que cultivamos e no talento que aprimoramos para melhor apreciar o aqui e agora enquanto estivermos nele. Poderemos também nos orgulhar de ter combinado nossa autossuficiência com o eterno desejo de retribuir alguma dádiva que recebemos. O escritor William Saroyan, homem de paixões profundas, nos aconselha a viver com intensidade:

> *Tente aprender a respirar profundamente, a de fato sentir o gosto da comida enquanto come e a dormir enquanto dorme. Tente ao máximo estar plenamente vivo com todas as suas forças e, quando rir, ria para valer. Quando ficar com raiva, se enfureça de verdade. Tente estar vivo.*[3]

Sabe esse momento em que você está? Ele é tudo que você tem, então escolha bem seus próximos passos. Faça deles expressões prazerosas de suas aspirações mais elevadas, e faça de suas aspirações uma expressão de tudo que é bom e verdadeiro. Após decidir preencher seus dias da melhor maneira possível, aproveite-os totalmente. Trabalhe duro para isso. Faça por merecer o privilégio da existência. Tente estar vivo.

NOTA DO AUTOR

Este livro não seria tão completo sem o trabalho árduo do meu amigo Dan Lieberman, que escreveu os primeiros rascunhos das partes mais técnicas, compartilhou comigo inúmeros links e pesquisas e me envolveu no rigoroso processo de transformar um assunto complexo num material útil e interessante. Como também é psiquiatra, ele leva o crédito pela maior parte do texto voltado à medicina. Eu nos considero uma espécie de Lennon e McCartney com bem menos cabelo. De todo modo, Dan prefere os Ramones. Obrigado, amigo.

Dito isso, quaisquer reducionismos, imprecisões, erros e invenções completas são inteiramente meus.

Agradeço à minha esposa, Julia, que passou muitas horas sozinha enquanto eu ficava enfurnado no escritório escrevendo. Ela me ouviu com paciência, me deu feedbacks inteligentes e me apresentou várias ideias originais que reivindiquei como minhas.

Agradeço também ao pessoal que me ouviu falar desse assunto durante anos. Que amigos maravilhosos eu tenho! Minha gratidão ao escritor, professor, parceiro de jantares, confidente e também pai de gêmeos Jonathan Rick; à companheira de telefone de todas as horas Irene Schindler; aos alunos da Universidade de Georgetown que conheci nos últimos 15 anos; ao sempre encorajador Craig Colgan; à minha querida amiga Salwa Emerson, que me faz me sentir melhor em relação a tudo; ao pintor e grande pensador Roger Banks; ao sempre fiel Jimmy Hubbard; ao grupo de redação de domingo à noite; ao meu irmão e verdadeiro rei das piadas Todd Long; e aos meus filhos Sam (e Tabi, Leo e Phoebe), Madeline (e Alex) e Brynne (e seu cachorro, o traiçoeiro Benedict Arnold). Agradecimentos especiais a Cody

Marley e Lawrence Thomas pela vida inteira. O maior agradecimento de todos à minha mãe. Eu te amo.

Agradeço também às minhas agentes Wendy Levinson e Andrea Somberg, da agência Harvey Klinger, na gloriosa Manhattan – como vocês conseguem dar conta de tudo? Um agradecimento especial à editora Leah Wilson, que (com muita paciência) tornou este livro melhor do que era no início, e ao copidesque James Fraleigh, cujo talento ao preparar os originais deste livro e do anterior me faz pensar que todos nós deveríamos estar trabalhando para ele, e não o contrário.

Todos os elogios à equipe da editora BenBella: Glenn Yeffeth, Jennifer Canzoneri, Rachel Phares, Isabelle Rubio, Madeline Grigg e o restante da turma sempre ocupada que esteve ao meu lado o tempo todo. Adoro quando estou conversando e posso dizer: "Segundo minha editora..." Nunca, jamais vou superar o fato de que um rapaz de uma cidadezinha do interior tenha sido abençoado com uma vida tão esplêndida como escritor, professor e palestrante.

Por fim, estes são os escritores que me mostraram como escrever e me inspiraram com seu modo de viver, pensar e criar: John Irving, Tom Wolfe, James Leo Herlihy, Ira Levin, Neil LaBute e Vince Gilligan. Eles escrevem frases, enredos e coisas lindas que me fazem querer arremessar suas páginas nas paredes da sala e questionar meu talento. E, ainda assim, me fazem sorrir. Com seu exemplo, eles me dão o melhor encorajamento que existe.

Obrigado.

MICHAEL E. LONG
Outubro de 2024

REFERÊNCIAS

Introdução: BUSCAREMOS RESPOSTAS... E ALGO MAIS

1 Woody Allen, dir., *Crimes e pecados* (1989; Orion Pictures), DVD.

2 John Hughes, dir., *Curtindo a vida adoidado* (1986; Paramount Pictures, United International Pictures), DVD.

3 N. D. Volkow et al., "Evidence That Sleep Deprivation Downregulates Dopamine D2R in Ventral Striatum in the Human Brain", *Journal of Neuroscience* 32, n. 19 (9 de maio de 2012): 6711-17, https://doi.org/10.1523/JNEUROSCI.0045-12.2012.

4 K. S. Korshunov, L. J. Blakemore e P. Q. Trombley, "Dopamine: A Modulator of Circadian Rhythms in the Central Nervous System", *Frontiers in Cellular Neuroscience* 11 (3 de abril de 2017): 91, https://doi.org/10.3389/fncel.2017.00091.

5 H. Chapin et al., "Dynamic Emotional and Neural Responses to Music Depend on Performance Expression and Listener Experience", *PLOS ONE* 5, n. 12 (2010): e13812; S. Koelsch, "Brain Correlates of Music-Evoked Emotions", *Nature Reviews Neuroscience* 15 (2014): 170-80; Eric W. Dolan, "Psychological and Neurobiological Foundations of Musical Pleasure Illuminated by New Research", *PsyPost*, 7 de dezembro de 2023.

6 T. W. Kjaer et al., "Increased Dopamine Tone During Meditation-Induced Change of Consciousness", *Cognitive Brain Research* 13, n. 2 (abril de 2002): 255-59, https://doi.org/10.1016/s0926-6410(01)00106-9.

Capítulo 1: FELICIDADE E SOBREVIVÊNCIA

1 "Rainn Wilson – Club Random with Bill Maher", Club Random Podcast, vídeo no YouTube, 1:13:42, 9 de julho de 2023, www.youtube.com/watch?v=nAZ9T5qcD2k.

2 A. A. Milne e E. H. Shepard, *Winnie-the-Pooh*, 1. ed. (Nova York: Dutton, 1974) [Ed. bras.: *Ursinho Pooh* (São Paulo: Martins Fontes, 2018)].

3 American Association of Suicidology, "Some Facts About Suicide and Depression", 23 de junho de 2009, www.cga.ct.gov/asaferconnecticut/tmy/0129/Some%20Facts%20About%20Suicide%20and%20Depression%20-%20Article.pdf.

Capítulo 2: COMO ESTIMULAR A DOPAMINA

1 H. Kadry, B. Noorani e L. Cucullo, "A Blood-Brain Barrier Overview on Structure, Function, Impairment, and Biomarkers of Integrity", *Fluids and Barriers of the CNS* 17 (2020): 69, https://doi.org/10.1186/s12987-020-00230-3.

2 PsychonautRyan, "Stimulants – Amphetamine-Induced Narcissism", Bluelight.org, 15 de setembro de 2013, https://bluelight.org/xf/threads/amphetamine-induced-narcissism.689506.

3 Sharlene Kaye e Shane Darke, "The Diversion and Misuse of Pharmaceutical Stimulants: What Do We Know and Why Should We Care?", *Addiction* 107, n. 3 (2012): 467-77.

4 Daniel A. Burgard et al., "Potential Trends in Attention Deficit Hyperactivity Disorder (ADHD) Drug Use on a College Campus: Wastewater Analysis of Amphetamine and Ritalinic Acid", *Science of the Total Environment* 450 (2013): 242-49.

5 Karen L. Cropsey et al., "Mixed-Amphetamine Salts Expectancies Among College Students: Is Stimulant Induced Cognitive Enhancement a Placebo Effect?", *Drug and Alcohol Dependence* 178 (2017): 302-09.

6 C. Cook, B. Kurtz-Costes e M. Burnett. "Nonprescription Stimulant Use at a Public University: Students' Motives, Experiences, and Guilt", *Journal of Drug Issues* 51, n. 2 (2021): 376-90, https://doi.org/10.1177/0022042620988107.

7 Beth E. Snitz et al., "Ginkgo Biloba for Preventing Cognitive Decline in Older Adults: A Randomized Trial", *Journal of the American Medical Association* 302, n. 24 (2009): 2663-70.

8 Anna C. Nobre et al., "L-theanine, a Natural Constituent in Tea, and Its Effect on Mental State", *Asia Pacific Journal of Clinical Nutrition* 17 Suppl. 1 (2008): 167-68.

9 "2019 CRN Consumer Survey on Dietary Supplements", Council for Responsible Nutrition, www.crnusa.org/2019survey.

10 Regan L. Bailey et al., "Why US Adults Use Dietary Supplements", *JAMA Internal Medicine* 173, n. 5 (2013): 355-61.

11 Ghodarz Akkasheh et al., "Clinical and Metabolic Response to Probiotic Administration in Patients with Major Depressive Disorder: A Randomized, Double-Blind, Placebo-Controlled Trial", *Nutrition* 32, n. 3 (2016): 315-20.

12 Lenka Dohnalová et al., "A Microbiome-Dependent Gut-Brain Pathway Regulates Motivation for Exercise", *Nature* (2022): 1-9.

13 Qiangchuan Hou et al., "Probiotic-Directed Modulation of Gut Microbiota Is Basal Microbiome Dependent", *Gut Microbes* 12, n. 1 (2020): 1736974, https://doi.org/10.1080/19490976.2020.1736974.

14 Carolina Cueva et al., "Understanding the Impact of Chia Seed Mucilage on Human Gut Microbiota by Using the Dynamic Gastrointestinal Model SIMGI", *Journal of Functional Foods* 50 (2018): 104-11, https://doi.org/10.1016/j.jff.2018.09.028.

Capítulo 3: JEJUM DE DOPAMINA

1 Cameron Sepah, "Dopamine Fasting 2.0 – the Hot Silicon Valley Trend", LinkedIn, 4 de novembro de 2019, www.linkedin.com/pulse/dopamine-fasting-new-silicon-valley-trend--dr-cameron-sepah.

2 Nellie Bowles, "How to Feel Nothing Now, in Order to Feel More Later", *The New York Times*, 7 de novembro de 2019, www.nytimes.com/2019/11/07/style/dopamine-fasting.html.

3 Ron Gutman, *Smile: The Astonishing Power of a Simple Act* (Nova York: TED Books, 2011).

4 R. D. Norman, "I Hope You Have the Fortune to Experience Misfortune", vídeo no YouTube, 12:39, 10 de outubro de 2022, www.youtube.com/watch?v=HGFd6MbE3vA.

Capítulo 4: TECNOLOGIAS PROMISSORAS

1 J. G. Roberts, L. Z. Lugo-Morales, P. L. Loziuk e L. A. Sombers. "Real-Time Chemical Measurements of Dopamine Release in the Brain", *Methods in Molecular Biology* 964 (2013): 275-94, https://doi.org/10.1007/978-1-62703-251-3_16.

2 "In Vivo Fast-Scan Cyclic Voltammetry (FSCV) for Recording Dopamine Transients with a Carbon Fiber Microelectrode", *ChemistrySelect*, acessado em 8 de março de 2024, https://chemistry-europe.onlinelibrary.wiley.com/doi/10.1002/slct.202203630.

3 Andres M. Lozano et al., "Deep Brain Stimulation: Current Challenges and Future Directions", *Nature Reviews Neurology* 15 (2019): 148–60, www.nature.com/articles/s41582-018-0128-2.

4 Susan A. Reedijk, Anne Bolders e Bernhard Hommel, "The Impact of Binaural Beats on Creativity", *Frontiers in Human Neuroscience* 7 (2013), acessado em 18 de setembro de 2024, www.frontiersin.org/journals/human-neuroscience/articles/10.3389/fnhum.2013.00786/full.

5 "Brainwaves: The Language of Quantum Medicine?", NHA Health, acessado em 8 de março de 2024, https://nhahealth.com/brainwaveas-the-language.

6 Reediik, op. cit.

7 "Whether Physical Exertion Feels 'Easy' or 'Hard' May Be Due to Dopamine Levels, Study Suggests", *ScienceDaily*, 12 de abril de 2023, www.sciencedaily.com/releases/2023/04/230412131051.html.

8 Adam B. Weinberger, Adam E. Green e Evangelia G. Chrysikou, "Using Transcranial Direct Current Stimulation to Enhance Creative Cognition: Interactions Between Task, Polarity, and Stimulation Site", *Frontiers in Human Neuroscience* 11 (2017): 246.

9 "Discovery and Development of Warfarin", American Chemical Society, acessado em 8 de março de 2024, www.acs.org/education/whatischemistry/landmarks/warfarin.html.

10 Douwe Draaisma, "Lithium: The Gripping History of a Psychiatric Success Story", *Nature*, 26 de agosto de 2019, www.nature.com/articles/d41586-019-02480-0.

11 Natalia Gulyaeva e Victor Aniol, "Good Guys from a Shady Family", *Journal of Neurochemistry* 121, n. 6 (2012): 841-42.

12 Comentário em: "Is Dopamine Fasting Real?", YouTube, acessado em 8 de março de 2024, www.youtube.com/watch?v=dxuM-dGJfyA.

13 Gina Kolata, "Parkinson's Research Is Set Back by Failure of Fetal Cell Implants", *The New York Times*, 8 de março de 2001, www.nytimes.com/2001/03/08/us/parkinson-s-research-is-set-back-by-failure-of-fetal-cell-implants.html.

14 "Novel Cell Therapy Continues to Show Promise for Parkinson's Disease", UCI Health, 6 de março de 2024, www.ucihealth.org/news/2024/03/parkinsons-clinical-trial-18-month-results.

15 Antonio Regalado, "A Biotech Company Says It Put Dopamine-Making Cells into People's Brains", *MIT Technology Review*, 13 de setembro de 2023, www.technologyreview.com/2023/08/31/1078728/biotech-dopamine-making-cells-into-peoples-brains.

16 Ibid.

17 "Miracle Drugs Like Wegovy and Ozempic Could Cure Destructive Addictions like Drinking, Gambling and Excessive Shopping by Blocking Brain's Pleasure Receptors", *Daily Mail*, 12 de abril de 2024, www.dailymail.co.uk/health/article-12111143/Wegovy-Ozempic-anti-addiction-drugs-cure-drinking-shopping-habits.html.

18 Daniel Vallöf, Jesper Vestlund e Elisabeth Jerlhag, "Glucagon-Like Peptide-1 Receptors Within the Nucleus of the Solitary Tract Regulate Alcohol-Mediated Behaviors in Rodents",

Neuropharmacology 149, n. 1 (2019), 124-32, www.sciencedirect.com/science/article/pii/S0028390819300541.

19 Ibid.

20 Nicole S. Hernandez et al., "Glucagon-Like Peptide-1 Receptor Activation in the Ventral Tegmental Area Attenuates Cocaine Seeking in Rats", *Nature*, acessado em 14 de maio de 2024, www.nature.com/articles/s41386-018-0010-3.

21 Lisa C. Decker et al., "Treatment with a GLP-1R Agonist and a GABA-B Agonist Reduces Compulsive-Like Food and Alcohol Seeking Behaviors in Male and Female Mice", *Neuropsychopharmacology* 45, n. 4 (2020): 718-26, www.ncbi.nlm.nih.gov/pmc/articles/PMC6969180; Sarah Zhang, "The Appetite-Suppressing Drug That Could Treat Addiction", *The Atlantic*, 8 de maio de 2023, www. theatlantic.com/health/archive/2023/05/ozempic-addictive-behavior-drinking-smoking/674098.

22 "CNS Effects of Wegovy (Semaglutide)", *NeuroSens*, 28 de fevereiro de 2023, https://neuro-sens.com/cns-effects-of-wegovy-semaglutide.

Capítulo 5: DOPAMINA E TERAPIA

1 Emeran A. Mayer, Kirsten Tillisch e Arpana Gupta, "Gut/Brain Axis and the Microbiota", *Journal of Clinical Investigation* 125, n. 3 (2015): 926-38, www.ncbi.nlm.nih.gov/pmc/articles/PMC5797481.

2 A Association for Behavioral and Cognitive Therapies recomenda uma lista de livros, disponível em www.abct.org/SHBooks.

3 Stephanie Merritt, "Never a Problem Child", *The Guardian*, 23 de setembro de 2001, www.theguardian.com/books/2001/sep/23/biography.billyconnolly.

4 Dennis Greenberger e Christine A. Padesky, *Mind over Mood: Change How You Feel by Changing the Way You Think* (Nova York: Guilford, 2015) [Ed. bras.: *A mente vencendo o humor: mude como você se sente, mudando o modo como você pensa* (Porto Alegre: Artmed, 2017)].

5 "Acceptance and Commitment Therapy", *Psychology Today*, acessado em 8 de março de 2024, www.psychologytoday.com/us/therapy-types/acceptance-and-commitment-therapy.

6 Steven C. Hayes, "A Human Life Is Not a Problem to Be Solved", *Psychology Today*, 30 de janeiro de 2009, www.psychologytoday.com/us/blog/get-out-your-mind/200901/human-life-is-not-problem-be-solved.

7 T. W. Moore, "What Is Logotherapy?", vídeo no YouTube, 14:23, 12 de janeiro de 2022, www.youtube.com/watch?v=2bOFLS39Mmk.

8 Traci Pedersen, "Flooding Therapy: What It Is and How It Works", *Psych Central*, 9 de agosto de 2022, https://psychcentral.com/blog/ocd-and-flooding-exposure.

9 B. Riley et al., "Graded Exposure Therapy for Online Mobile Smartphone Sports Betting Addiction: A Case Series Report", *Journal of Gambling Studies* 37, n. 4 (2021): 1263-75.

10 "The Power of the Placebo Effect", *Harvard Health*, 13 de dezembro de 2021, www.health.harvard.edu/mental-health/the-power-of-the-placebo-effect.

Capítulo 6: ÀS VOLTAS COM O AMOR ROMÂNTICO

1 K. G. Seshadri, "The Neuroendocrinology of Love", *Indian Journal of Endocrinology and Metabolism* 20, n. 4 (julho-agosto de 2016): 558-63, https://doi.org/10.4103/2230-8210.183479.

2 W. R. Jankowiak e E. F. Fischer, "A Cross-Cultural Perspective on Romantic Love", *Ethnology* 31, n. 2 (1992): 149-55, https://doi.org/10.2307/3773618.

3 Chase Winter, “Does the West Have a Monopoly on Romantic Love?”, *The World from PRX*, 13 de fevereiro de 2014, https://theworld.org/stories/2014-02-12/does-west-have-monopoly--romantic-love.

Capítulo 7: ENCONTRANDO A PESSOA CERTA

1 Florian Zsok et al., “What Kind of Love Is Love at First Sight? An Empirical Investigation”, *Personal Relationships* 24, n. 4 (2017): 869-85, https://doi.org/10.1111/pere.12218.
2 Arthur Aron et al., “The Experimental Generation of Interpersonal Closeness: A Procedure and Some Preliminary Findings”, *Personality and Social Psychology Bulletin* 23, n. 4 (1997): 363-77, https://doi.org/10.1177/0146167297234003.
3 Daniel Jones, “The 36 Questions That Lead to Love”, *The New York Times*, 9 de janeiro de 2015, acessado em 4 de outubro de 2024, www.nytimes.com/2015/01/09/style/no-37-big--wedding-or-small.html.
4 J. W. Pennebaker et al., “Don't the Girls' Get Prettier at Closing Time: A Country and Western Application to Psychology”, *Personality and Social Psychology Bulletin* 5, n. 1 (1979): 122-25, https://doi.org/10.1177/014616727900500127.
5 Ibid.
6 University of Western Australia, “Men who Take Risks Are More Attractive to Women, Study Suggests”, *Neuroscience News*, 27 de fevereiro de 2023, https://neurosciencenews.com/attraction-risk-taking-men-22560.
7 Cyril C. Grueter et al., “Preference for Male Risk Takers Varies with Relationship Context and Health Status but Not COVID Risk”, *Evolutionary Psychological Science* 9, n. 3 (2023): 283-92, https://doi.org/10.1007/s40806-023-00354-3.
8 Ibid.
9 Ibid.
10 Patrick McAlvanah, “Are People More Risk-Taking in the Presence of the Opposite Sex?”, *Journal of Economic Psychology* 30, n. 2 (2009): 136-46; B. Pawlowski, R. Atwal e R. I. M. Dunbar, “Sex Differences in Everyday Risk-Taking Behavior in Humans”, *Evolutionary Psychology* 6, n. 1 (2008), https://doi.org/10.1177/147470490800600104.
11 Grueter, op. cit.
12 Bernhard Fink, Nick Neave e Hanna Seydel, “Male Facial Appearance Signals Physical Strength to Women”, *American Journal of Human Biology* 19, n. 1 (2007): 82-87, https://doi.org/10.1002/ajhb.20583.
13 Robin Nixon Pompa e Patrick Pester, “How to Tell You're in Love with Someone, According to the Science”, *LiveScience*, 13 de fevereiro de 2015, www.livescience.com/33720-13-scientifically-proven-signs-love.html.
14 Ibid.

Capítulo 8: LIDANDO COM OS INSTINTOS SEXUAIS

1 Mona Chalabi, “Dear Mona, I Masturbate More Than Once a Day. Am I Normal?”, *FiveThirty-Eight*, 7 de janeiro de 2015, https://fivethirtyeight.com/features/dear-mona-i-masturbate-more--than-once-a-day-am-i-normal.
2 Gregg Levoy, “Frustration Attraction – How Separation Heightens Passion”, *Psychology Today*, 26 de outubro de 2020, www.psychologytoday.com/us/blog/passion/202010/frustration--attraction-how-separation-heightens-passion.

Capítulo 9: COMO FAZER A RELAÇÃO DURAR

1 Donna J. Bridge e Ken A. Paller, "Neural Correlates of Reactivation and Retrieval-Induced Distortion", *Journal of Neuroscience* 32, n. 35 (29 de agosto de 2012): 12144-51, https://doi.org/10.1523/JNEUROSCI.1378-12.2012.

2 Hongbo Song et al., "Improving Relationships by Elevating Positive Illusion and the Underlying Psychological and Neural Mechanisms", *Frontiers in Human Neuroscience* 12 (2019): 526, https://doi.org/10.3389/fnhum.2018.00526.

3 Shelley E. Taylor e Jonathon D. Brown, "Positive Illusions and Well-Being Revisited: Separating Fact from Fiction", *Psychological Bulletin* 116, n. 1 (1994): 21-27, https://doi.org/10.1037/0033-2909.116.1.21.

4 Woody Allen, dir., *Noivo neurótico, noiva nervosa* (1977; United Artists), DVD.

5 Levoy, op. cit.

Capítulo 10: PRODUTIVIDADE E PROSPERIDADE

1 "Thomas Sullivan", Carnegie Mellon University College of Engineering, acessado em 8 de março de 2024, https://engineering.cmu.edu/directory/bios/sullivan-thomas.html.

2 "Multitasking: Switching Costs", American Psychological Association, acessado em 4 de março de 2024, www.apa.org/topics/research/multitasking.

3 Tony McCaffrey, "Why We Can't See What's Right in Front of Us", *Harvard Business Review*, 10 de maio de 2012, https://hbr.org/2012/05/overcoming-functional-fixednes.

4 Jackson G. Lu, Modupe Akinola e Malia F. Mason, "'Switching On' Creativity: Task Switching Can Increase Creativity by Reducing Cognitive Fixation", *Organizational Behavior and Human Decision Processes* 139 (2017): 63-75.

Capítulo 11: DOMINANDO AS REDES SOCIAIS

1 Shayla Cunningham, Corey Hudson e Kate Harkness, "Social Media and Depression Symptoms: A Meta-Analysis", *Journal of Abnormal Child Psychology* 49, n. 2 (2021): 241-53.

2 Matt Labash, "Be This Guy, Instead of the Angry Jerk You're Becoming", Substack, 15 de janeiro de 2024, reproduzido com permissão.

Capítulo 13: PORNOGRAFIA ON-LINE

1 Dane Mauer-Vakil e Anees Bahji, "The Addictive Nature of Compulsive Sexual Behaviours and Problematic Online Pornography Consumption: A Review", *Canadian Journal of Addiction* 11, n. 3 (setembro de 2020): 42-51.

2 Claudio Vieira e Mark D. Griffiths, "Problematic Pornography Use and Mental Health: A Systematic Review", *Sexual Health & Compulsivity* 31, n. 3 (2024): 207-47.

3 Joshua B. Grubbs, Shane W. Kraus e Samuel L. Perry, "Self-Reported Addiction to Pornography in a Nationally Representative Sample: The Roles of Use Habits, Religiousness, and Moral Incongruence", *Journal of Behavioral Addictions* 8, n. 1 (2019): 88-93.

4 Meghan Donevan, Marie Bladh, Åsa Landberg, L. S. Jonsson, Gisela Priebe, Inga Dennhag e Carl Goran Svedin, "Closing the Gender Gap? A Cohort Comparison of Adolescent Responses to and Attitudes Toward Pornography, 2004 vs. 2021", *The Journal of Sex Research* (outubro de 2024): 1-15.

5 Sean McNabney, Krisztina Hevesi e David L. Rowland, "Effects of Pornography Use and Demographic Parameters on Sexual Response During Masturbation and Partnered Sex in Women", *International Journal of Environmental Research and Public Health* 17, n. 9 (2020): 3130.
6 Daniel A. Cox, Beatrice Lee e Dana Popky, "Politics, Sex, and Sexuality: The Growing Gender Divide in American Life", acessado em 20 de setembro de 2024, www.americansurveycenter.org/research/march-2022-aps.
7 David Shultz, "Divorce Rates Double When People Start Watching Porn", *Science*, 26 de agosto de 2016.
8 Thibault Jacobs et al., "Associations Between Online Pornography Consumption and Sexual Dysfunction in Young Men: Multivariate Analysis Based on an International Web-Based Survey", *JMIR Public Health and Surveillance* 7, n. 10 (2021): e32542, https://doi.org/10.2196/32542.
9 Faraz Ahmed, M. Zubair Shafiq e Alex X. Liu, "The Internet is For Porn: Measurement and Analysis of Online Adult Traffic", 2016 IEEE 36th International Conference on Distributed Computing Systems (2016): 88, https://doi.org/10.1109/ICDCS.2016.81.
10 Mark Regnerus, David Gordon e Joseph Price, "Documenting Pornography Use in America: A Comparative Analysis of Methodological Approaches", *The Journal of Sex Research* 53, n. 7 (2016): 873-81, https://doi.org/10.1080/00224499.2015.1096886.
11 Laura Ceci, "Adult and Pornographic Website Industry Market Size in the U.S. 2018-2023", Statista, acessado em 5 de outubro de 2024, www.statista.com/statistics/1371582/value-online-website-porn-market-us/#statisticContainer.
12 Lyndon Azcuna, "The Porn Pandemic", LifePlan, 28 de outubro de 2021, acessado em 5 de outubro de 2024, www.lifeplan.org/the-porn-pandemic.
13 "Total Revenue of All National Football League (NFL) Teams from 2001 to 2023", Statista, acessado em 5 de outubro de 2024, www.statista.com/statistics/193457/total-league-revenue-of-the-nfl-since-2005.
14 Joshua B. Grubbs, Shane W. Kraus e Samuel Perry, "Self-Reported Addiction to Pornography in a Nationally Representative Sample: The Roles of Use Habits, Religiousness, and Moral Incongruence", *Journal of Behavioral Addictions* 8, n. 1 (2019): 88-93.
15 "Gluten Intolerance", Cleveland Clinic, acessado em 5 de outubro de 2024, https://my.clevelandclinic.org/health/diseases/21622-gluten-intolerance.
16 "The Top 10 Leading Causes of Death in the United States", Healthline, acessado em 8 de março de 2024, www.healthline.com/health/leading-causes-of-death.
17 Luke Sniewski et al., "Meditation as an Intervention for Men with Self-Perceived Problematic Pornography Use: A Series of Single Case Studies", *Current Psychology* 41 (2022): 5151-62, https://doi.org/10.1007/s12144-020-01035-1.
18 Dean P. Fernandez, Daria J. Kuss e Mark D. Griffiths, "The Pornography 'Rebooting' Experience: A Qualitative Analysis of Abstinence Journals on an Online Pornography Abstinence Forum", *Archives of Sexual Behavior* 50, n. 2 (2021): 711-28, https://doi.org/10.1007/s10508-020-01858-w.

Capítulo 14: O PRAZER DE COMPRAR

1 S. S. Alavi et al., "Behavioral Addiction Versus Substance Addiction: Correspondence of Psychiatric and Psychological Views", *International Journal of Preventive Medicine* 3, n. 4 (2012): 290-94.

2 U.S. Census Bureau, "Real Median Household Income in the United States [MEHOINUSA672N]", recuperado de FRED, Federal Reserve Bank of St. Louis, acessado em 27 de setembro de 2024, https://fred.stlouisfed.org/series/MEHOINUSA672N.
3 "Working Hours in the US – Overview", Clockify, acessado em 8 de março de 2024, https://clockify.me/working-hours.
4 "U.S. GDP 1960–2023", Macrotrends, acessado em 8 de março de 2024, www.macrotrends.net/countries/USA/united-states/gdp-gross-domestic-product.
5 Mary Kekatos, "US Life Expectancy Falls to Lowest Levels Since 1996 due to COVID-19, Drug Overdoses", *ABC News*, 31 de agosto de 2022, https://abcnews. go.com/Health/us-life-expectancy-falls-lowest-levels-1996-due/story?id=95649464.
6 The Ness Center, "Unraveling the Link Between Compulsive Buying and Mental Health", acessado em 3 de outubro de 2024, https://thenesscenter.com/unraveling-the-link-between-compulsive-buying-and-mental-health.
7 Donald W. Black, "A Review of Compulsive Buying Disorder", *World Psychiatry* 6, n. 1 (2007): 14-8.
8 Substance Abuse and Mental Health Services Administration, "Table 3.13: DSM-IV to DSM-5 Obsessive-Compulsive Disorder Comparison", in *Impact of the DSM-IV to DSM-5 Changes on the National Survey on Drug Use and Health* (Rockville, junho de 2016), www.ncbi.nlm.nih.gov/books/NBK519704/table/ch3.t13.
9 Jillian Seiler et al., "Dopamine Signaling in the Dorsomedial Striatum Promotes Compulsive Behavior", *Current Biology* 32, n. 5 (2022): 1175-88, www.cell.com/current-biology/fulltext/S0960-9822(22)00117-8.

Capítulo 15: JOGOS

1 "Game Industry Usage and Revenue Statistics 2023", Helplama.com, 8 de janeiro de 2024.
2 Tess Farrand, "Who Goes to the Movies?", Movieguide, 16 de novembro de 2018.
3 Christina Gough, "Topic: Sports on TV", Statista, 1º de março de 2024.
4 "Videogames Are a Bigger Industry Than Movies and North American Sports Combined, New Report Finds", MarketWatch, acessado em 9 de março de 2024.
5 Bedbible Research Center, "Porn Industry Revenue – Numbers & Stats", Bedbible.com, 23 de agosto de 2023.
6 Raelene Knowles, "The Power of Play", IGEA, 9 de outubro de 2023.
7 J. Clement, "U.S. Single Player vs. Multiplayer Frequency among Gamers 2022", Statista, 26 de janeiro de 2024.
8 Correspondência pessoal com Drake Greer, 14-16 de março de 2024.

Capítulo 16: CULTIVANDO A CRIATIVIDADE

1 "Christoph Niemann: ilustrador", *Abstract: The Art of Design*, criado por Scott Dadich, Netflix, 10 de fevereiro de 2017.
2 Piada de origem controversa, atribuída ao comediante Jack Benny, ao violinista Jascha Heifetz, ao pianista Arthur Rubinstein e ao autor e editor Bennett Cerf; essas especulações são cortesia de Michael Pollak, "The Origins of That Famous Carnegie Hall Joke", *The New York Times*, 27 de novembro de 2009, www.nytimes.com/2009/11/29/nyregion/29fyi.html.
3 Roger E. Beaty et al., "Robust Prediction of Individual Creative Ability from Brain Functional Connectivity", *Proceedings of the National Academy of Sciences* 115, n. 5 (2018): 1087-92.

4 Todd I. Lubart, "Models of the Creative Process: Past, Present and Future", *Creativity Research Journal* 13, n. 3-4 (2001): 295-308.
5 Donghwy An e Nara Youn, "The Inspirational Power of Arts on Creativity", *Journal of Business Research* 85 (2018): 467-75.
6 Chin-Wen Yeh, Shih-Han Hung e Chun-Yen Chang, "The Influence of Natural Environments on Creativity", *Frontiers in Psychiatry* 13 (2022): 895213, https://doi. org/10.3389/fpsyt.2022.895213.
7 Rachel Kaplan e Stephen Kaplan, *The Experience of Nature: A Psychological Perspective* (Cambridge: Cambridge University Press, 1989).
8 Janetta Mitchell McCoy e Gary W. Evans, "The Potential Role of the Physical Environment in Fostering Creativity", *Creativity Research Journal* 14, n. 3-4 (2002): 409-26.
9 Sylvie Studente, Nina Seppala e Noemi Sadowska, "Facilitating Creative Thinking in the Classroom: Investigating the Effects of Plants and the Colour Green on Visual and Verbal Creativity", *Thinking Skills and Creativity* 19 (2016): 1-8.
10 Célia Lacaux et al., "Sleep Onset Is a Creative Sweet Spot", *Science Advances* 7, n. 50 (2021): eabj5866, https://doi.org/10.1126/sciadv.abj5866.
11 *John Mulaney: The Comeback Kid* (2015, Netflix).
12 E. P. Torrance, *The Torrance Tests of Creative Thinking Norms – Technical Manual Figural (Streamlined)* (Bensenville: Scholastic Testing Service, Inc., 1990).
13 Arthur C. Clarke, *Profiles of the Future* (Londres: Gollancz, 1962) [Ed. bras.: *Perfil do futuro* (Petrópolis: Vozes, 1970)].
14 Arthur Cropley, "In Praise of Convergent Thinking", *Creativity Research Journal* 18, n. 3 (2006): 391-404.

O SOM DE UM DIAPASÃO TOCANDO NUMA ESTRELA

1 Henri Nouwen, *Life of the Beloved* (Nova York: Crossroad Publishing Company, 1992).
2 Viktor E. Frankl, *Man's Search for Meaning* (Boston: Beacon Press, 2006) [Ed. bras.: *Em busca de sentido* (Petrópolis: Vozes, 1991)].
3 William Saroyan, "Preface to the First Edition", *The Daring Young Man on the Flying Trapeze and Other Stories* (Nova York: Random House, 1934), 12-13 [Ed. bras.: *O jovem audaz no trapézio voador e outras histórias* (São Paulo: Paz e Terra, 2008)].

CONHEÇA OS LIVROS DE MICHAEL E. LONG

Dopamina: a molécula do desejo

Como domar a dopamina